Margot Hellmiß/Falk Scheithauer

# Heilen mit Öl

## Pflanzenöle – sanft und schonend für ihre Gesundheit



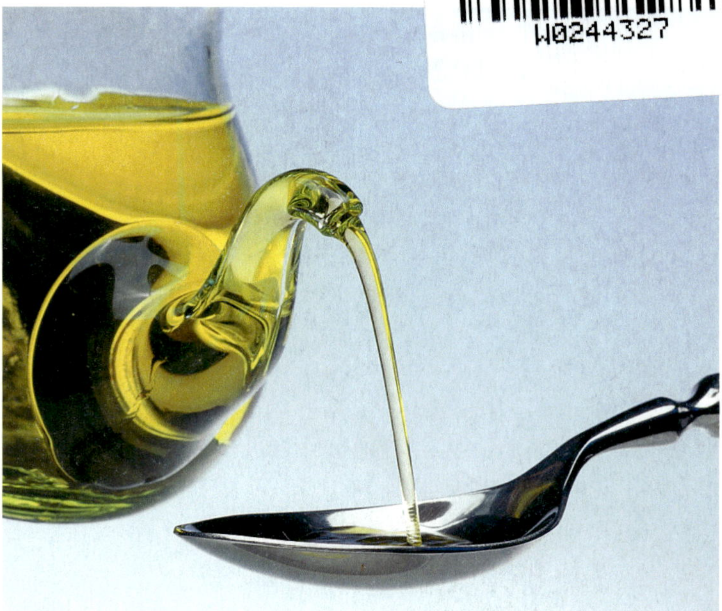

BELLAVISTA

# Inhalt

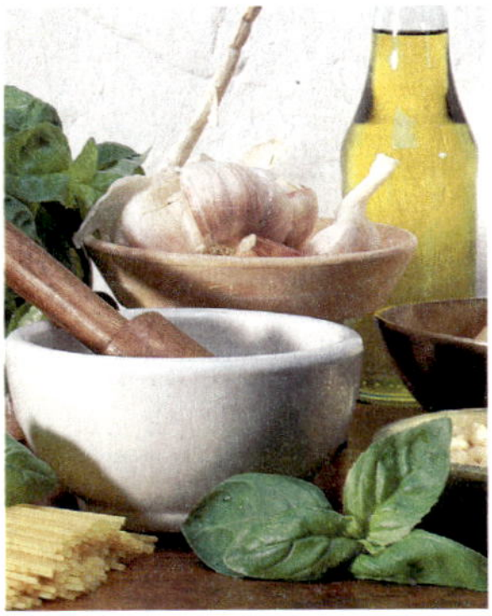

*Pesto – ein gutes Öl mit frischen Kräutern und Käse zu einer würzigen Paste veredelt.*

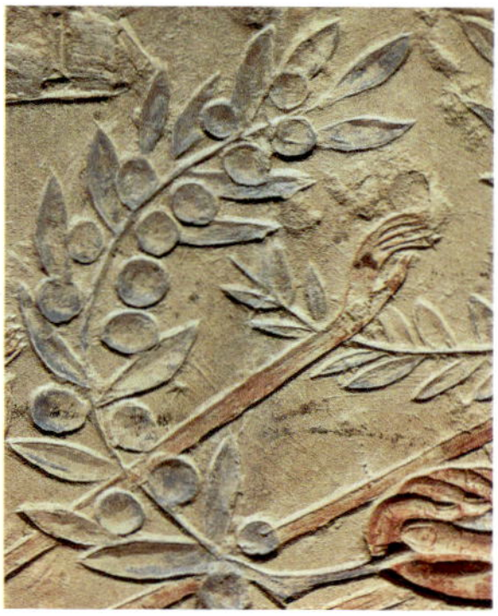

*Olivenzweige zieren ein ägyptisches Relief.*

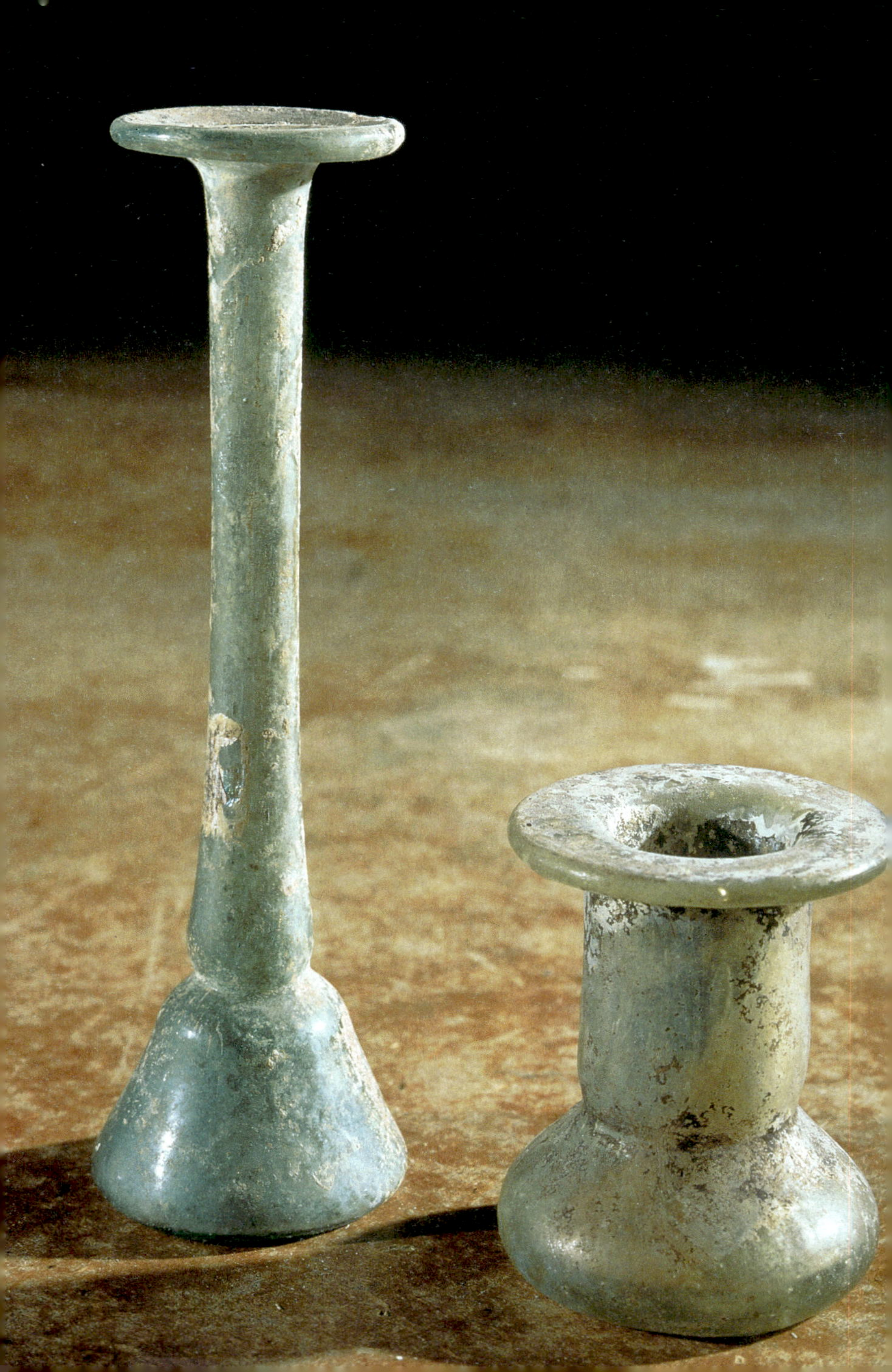

# Öle – Göttergaben mit Duft

*Im antiken Griechenland galten Öle als wertvolle Gabe der Natur oder gar als Göttergeschenk. Öle waren kostbar und äußerst begehrt. Olivenhainbesitzer gewannen durch ihr Öl Reichtum, besaßen prunkvolle Paläste und Tempel und genossen höchstes Ansehen.*
*Schon im Altertum waren Pflanzenöle wie Oliven-, Soja-, Sesam- oder Mohnöl bekannt. In Asien besitzt die Herstellung ätherischer Öle eine lange und hoch geschätzte Tradition. Und die berühmten Märchen aus dem Morgenland sind ohne kostbare Duftöle wie Rosen-, Sandelholz- oder Weihrauchöl kaum vorstellbar.*

**Öl erfüllt viele unserer Grundbedürfnisse: Es nährt, es pflegt, es heilt, es duftet – und in früheren Zeiten gab es den Menschen Licht.**

## Wohlbefinden und Gesundheit

Öle werden seit jeher für Heilanwendungen eingesetzt. Die wichtigsten Einsatzgebiete von Ölen sind:

- Massagen
- Verdauungsprobleme und Gallenblasenleiden
- Herzbeschwerden
- Gedächtnis- und Konzentrationsschwächen

Jeder, der unter Rückenschmerzen leidet, kann die wohltuende, sanfte und schnelle Wirkung einer Ölmassage erfahren.
Seit dem Altertum ist bekannt, dass die regelmäßige Einnahme von Öl über einen längeren Zeitraum hinweg das allgemeine Wohlbefinden steigert und eine ganze Reihe von Störungen lindert, z. B. Durchblutungsstörungen und kalte Gliedmaßen.

*Ansprechende Glasgefäße aus dem 1. Jahrhundert n. Chr. für kostbare Flüssigkeiten wie reines Öl.*

# Die heilende Kraft der Öle

Ernährungswissenschaftlich ist bewiesen, dass Fette aus pflanzlichen Ölen wesentlich gesünder für den menschlichen Organismus sind als tierische Fette. Wer pflanzliche Fette bevorzugt, beugt zahlreichen Erkrankungen und gesundheitlichen Schäden vor. Manche Öle besitzen sogar starke therapeutische (heilende) Qualitäten. Diese Öle können in vielen Fällen geradezu als Medikament eingesetzt werden.

**Vitamine und ungesättigte Fettsäuren – das sind die beiden wichtigsten heilenden Inhaltsstoffe aller Öle. Damit heilen Öle eine Vielzahl von Erkrankungen.**

## Vielfältiges Wirkungsspektrum

Die Heilwirkungen von Ölen sind vielfältig:

- Kürbiskernöl ist ein wirksames Mittel gegen Blasen- und Prostatabeschwerden.
- Mit Olivenöl können Sie Gallensteinen zu Leibe rücken.

Das Wirkungsspektrum von Ölen in der Gesundheitsvorsorge und in der begleitenden Behandlung von Erkrankungen reicht von Altersdiabetes und Arteriosklerose über Bluthochdruck, Gallenblasen- und Leberfunktionsstörungen bis zu Verdauungsbeschwerden.

### Wie Sie Ihr Immunsystem fit machen

Wenn Sie bei Ihrer Ernährung darauf achten, mehr pflanzliche Öle statt tierischer Fette zu verwenden, dann haben Sie einen wichtigen Schritt zu einer erfolgreichen Krebsvorsorge und -verhütung gemacht.

Der gesundheitliche Nutzen ist ein doppelter:

- Die meisten Pflanzenöle enthalten große Mengen mehrfach ungesättigter Fettsäuren; diese aktivieren die Zellatmung.
- In fast allen Ölen findet sich viel Vitamin E; dieses bietet einen wirksamen Zellschutz vor freien Radikalen.

Ist die Zellatmung im Organismus einmal gestört, dann besteht eine deutlich höhere Wahrscheinlichkeit, dass sich Tumoren bilden. Die Anregung der Zellaktivität durch die vermehrte Zufuhr pflanzlicher Öle lässt somit das Krebsrisiko deutlich sinken.

## Ein altes Volksheilmittel – die Ölziehkur

Eine besondere Ölanwendung ist die aus Russland bzw. dem indogermanischen Raum stammende Ölziehkur. Dieses alte Volksheilmittel hat in letzter Zeit als sanfte und wirksame Methode zur Entgiftung und Entschlackung von sich reden gemacht. Wer Krankheiten vorbeugen und etwas für seine Gesundheit tun möchte, der sollte sich mit diesem einfachen Reinigungsvorgang beschäftigen. Die Ölziehkur nimmt täglich nur wenige Minuten in Anspruch. Leichtere Beschwerden sollten sich schon nach einer Woche des Ölschlürfens bessern.

**Altes Heilwissen wird jetzt wieder neu entdeckt. Auch die Ölziehkur ist schon seit Jahrhunderten erprobt und geschätzt.**

### Was Sie in diesem Ratgeber finden

- Ausführliche Darstellung von 18 Pflanzenölen (in alphabetischer Reihenfolge), ihren Heilwirkungen und ihrer Verwendung in der Naturheilkunde
- Gesunde und heilende Inhaltsstoffe von Pflanzenölen: lebenswichtige Vitamine, Mineralstoffe und Lezithin
- Methoden der Ölherstellung: Kaltpressung oder Raffination? Was ist besser?
- Ölziehkuren: Wie Sie mit Ölziehkuren Erfolge erzielen
- Ölkuren im Ayurveda: uraltes indisches Heilwissen
- Kosmetik mit Ölen: Schönheit mit gesunden Naturölen ohne chemische Zusätze
- Öle in der gesunden Küche: schmackhafte Salate, Alltagsgerichte und Aromaöle

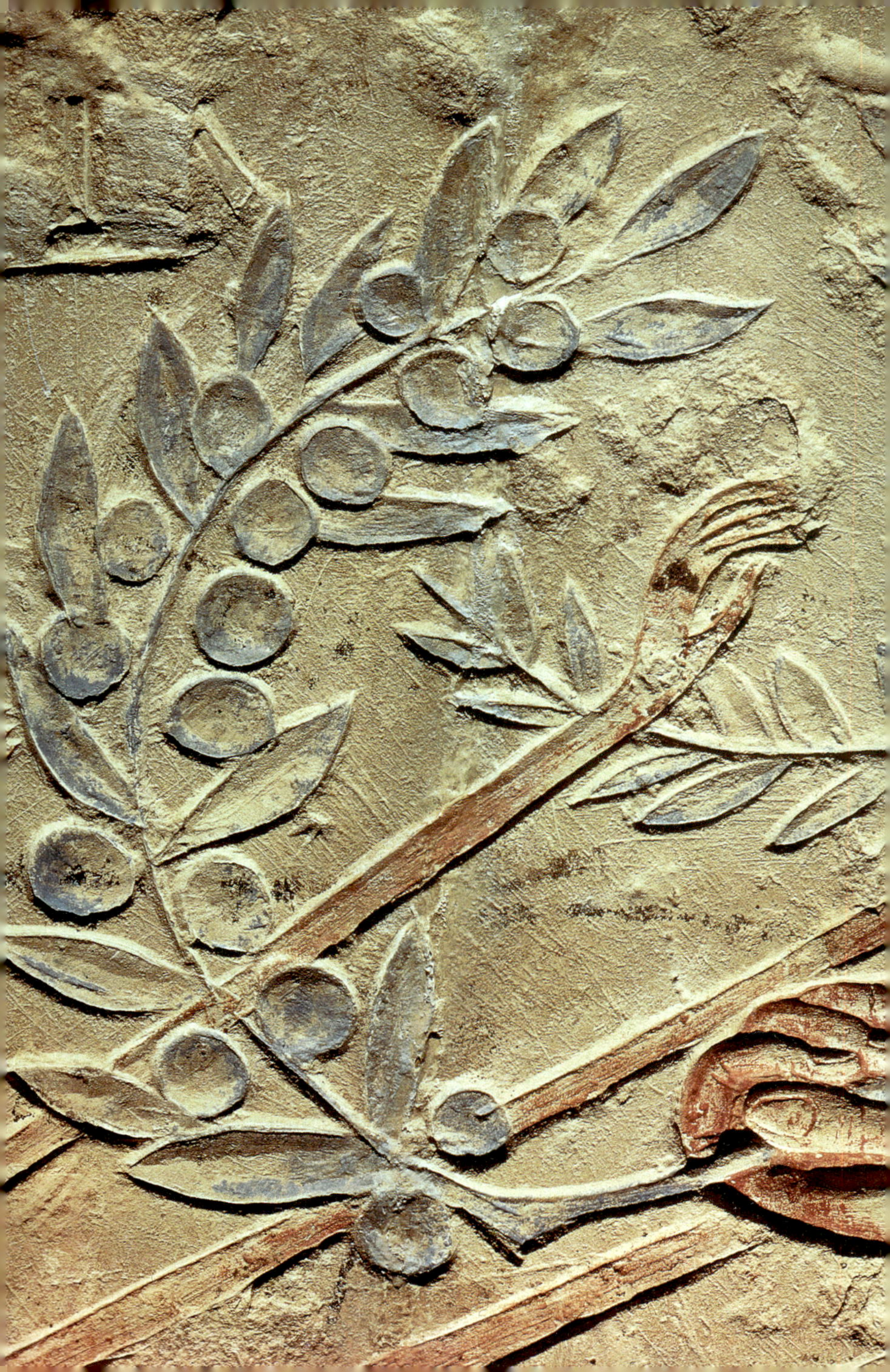

# Ölgewinnung von der Antike bis heute

*Ölbäume gehören zu den ältesten Gewächsen der Welt: In Mongardino bei Bologna in Italien fand man ein versteinertes Ölbaumblatt, das über eine Million Jahre alt ist. Auch andere ölhaltige Pflanzen wie Sonnenblumen, Lein, Ölpalmen, Soja oder Sesam haben – entwicklungsgeschichtlich gesehen – bereits ein biblisches Alter erreicht.*

**Im chinesischen Raum sind Sojabohnen schon seit mehr als 20 000 Jahren bekannt. Wahrscheinlich gelang es den Menschen aber erst vor ungefähr 10 000 Jahren, Öl aus Ölsaaten zu gewinnen.**

## Frühe Ölgewinnung

Im chinesischen Raum ist die Tradition der Ölgewinnung aus Pflanzen am ältesten: Schon vor mehr als 20 000 Jahren kannte man in China die Sojabohnen.
Eine uralte Legende erzählt von Räubern, die es in die Wüste verschlagen hat. Sie konnten nur überleben, weil sie Sojasträucher entdeckten. Die fettreichen Bohnen der Gewächse waren ihre Rettung – seither gehört die Sojabohne zu den fünf »heiligen Pflanzen«. Schon in den alten Schriften der Chinesen wie dem »Pen-Ts'ao ao-Kong-Mu« des Herrschers Shen-Nung wird der ölhaltige Samen der Sojasträucher erwähnt.

### Erste Anfänge

Vor mehr als 10 000 Jahren wurde nachweislich aus Pflanzen Öl gewonnen. Die ältesten Olivenölpressen, die im Ölmuseum von Haifa (Israel) ausgestellt sind, sind immerhin schon 7000 Jahre alt und ähneln den noch um Jahrtausende älteren Steinölpressen.

*Olivenölzweige als Heilsbotschaften werden schon im Alten Testament erwähnt: Zum Zeichen, dass die Flut zurückgeht, bringt die Taube Noah einen Olivenzweig.*

## Steinzeitliche Verfahren

**Öl galt in der Antike als geheimnisvoll. Das erklärt, warum es, vor allem als Duftöl, wesentlicher Bestandteil mythisch-ritueller Handlungen war. Mit Olivenzweigen und -blättern wurden die Sieger bei den Olympischen Spielen geschmückt.**

Eine steinzeitliche Ölpresse funktionierte ganz einfach: Ein großer Kalkstein wurde oben abgeflacht und mit einer Abflussrinne versehen. Dann legte man zerquetschte Oliven in einem Kranz von Blättern darauf und beschwerte alles mit möglichst vielen Steinen. Unten floss daraufhin das fertige Öl über die Abflussrinne ab.
Solche und ähnliche Ungetüme aus vergangenen Zeiten lassen sich rund um das südöstliche Mittelmeer z. B. in Kreta, Israel oder Ägypten noch heute in Museen oder Ruinenstätten bestaunen.

### Macht und Reichtum der Minoer …

Fast 600 Jahre lang war die griechische Insel Kreta mächtig und reich. Seine Blütezeit erlebte das Eiland von ca. 2000 bis 1450 v. Chr. unter der Herrschaft der minoischen Priesterkönige. Noch heute zeugen die Ruinen des Palastes von Knossos, in dem der Sage nach der stierköpfige Minotaurus in einem Labyrinth sein Unwesen trieb, von der Kraft dieser Kultur.

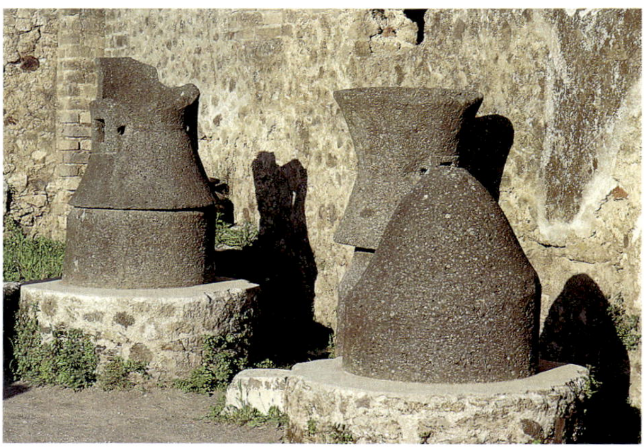

*Vor dem Untergang verschont – diese Ölpressen aus Pompeji.*

## ... gründeten auf Öl

Bei einer Touristenführung durch die Ruinen sollten Sie sich nicht entgehen lassen, die alten Olivenölpressen und ausladenden Öllager voller verzierter Tonkrüge, Kannen und anderer Gefäße anzuschauen. Diese mehr als 3500 Jahre alten Relikte dokumentieren, dass der Ölhandel den Reichtum Kretas begründete.

## Exportschlager Olivenöl

Das Gold der Minoer war das Olivenöl: Fast die ganze Insel war zu jener Zeit mit Olivenhainen bedeckt. Aus den Oliven wurden beste Speiseöle, Duftöle, Öle für rituelle Salbungen oder Heilöle mit Bienenwachs und Kräutern gewonnen.
Bis nach Ägypten segelten die minoischen Öllieferanten, um auch den Bedarf des Pharaonenstaats an duftenden Essenzen und wohlschmeckenden Speisezutaten zu decken.

**Flachs, aus dessen Früchten das Leinöl gewonnen wird, gehört zu den ältesten und interessantesten Kulturpflanzen der Menschheit. In der Bibel wird eine Flachsmissernte zu den sieben Plagen gezählt, die die Ägypter heimsuchten.**

### Historische Lieferscheine

Bis heute haben sich minoische Tontafeln erhalten, die genaue Kunde davon geben, welcher Empfänger mit welchen Mengen Öl beliefert wurde. Für Historiker lesen sich die Lieferlisten aus dem Palast von Knossos fast wie ein »Who is Who« der minoischen Welt: Vom gottgleichen König bis zum einfachen Ölhändler ist dort jeder Empfänger verzeichnet.
Aber nicht nur bezahlte Lieferungen wurden erfasst, auch die unbezahlten Spenden an Heiligtümer oder Hohe Priester wurden penibel notiert. So lassen sich anhand der Lieferwege des Öls die sozialen und kulturellen Verbindungen des minoischen Reiches detailliert rekonstruieren.

## Öl im antiken Mittelmeerraum

In allen bedeutenden Handelsstädten rund ums Mittelmeer fand man so genannte Bügelkannen, die auf das 2. Jahrtausend v. Chr. datiert werden. Sie waren zur Aufbewahrung des kostbaren Öls gedacht, das nicht nur verzehrt wurde, sondern zur Bereitung von Kosmetika und Salböl verwendet wurde – eine kostbare Verpackung für eine kostbare Ware.

Öl war in der gesamten antiken Welt sehr begehrt, ganz besonders galt dies für Olivenöl. Dieses Öl wurde in verschiedensten Darreichungsformen angeboten und gebraucht. Olivenöl wurde eingesetzt:

- Als Nahrungsmittel
- Gegen innerliche und äußerliche Beschwerden
- Zum Zwecke der Haut- und Körperpflege
- Für die Wundversorgung

Olivenöl galt als geheimnisvoll: Daher war es als Bestandteil mythisch-ritueller Handlungen unverzichtbar.

### Alltäglicher Nutzen von Öl

Öl kam nicht nur bei heiligen Zeremonien zum Einsatz, es diente auch ganz profanen Zwecken – z. B. als Brennstoff für die Öllampen in den Paläste der Wohlhabenden. Mit Öl wurde Elfenbein konserviert und Leder gegerbt, die Maler rührten damit ihre Farben streichfähig. Schließlich gehörte in jeden guten Brotteig etwas Öl.
Die hochrangige Bedeutung des Olivenöls in der Zeit der Antike zeigt sich an der sprachlichen Herkunft des Wortes »Öl«, das von der Olive abstammt (lateinisch oleum, griechisch élaion = Olive/Olivenöl).

### Ölzweige als Grabbeigabe

Den extrem hohen Stellenwert von Öl in vorchristlicher Zeit zeigen die Grabbeigaben altägyptischer Pharaonen: Für die Reise ins Jenseits waren ihnen keine Kosten zu hoch. Der Reichtum, der sich in Tutenchamuns (um 1358–1339 v. Chr.) Grab im Tal der Könige fand, ist legendär. Seine Totenmaske war von Ölbaumzweigen eingekränzt; auch dies zeugt vom hohen Symbolwert, den diese Pflanze damals hatte.

## Duftöle für die Pharaonen

Im Grab von Ramses III. (1184–1135 v. Chr.) fanden sich zahlreiche Abbildungen von Bügelkannen. Die mittelgroßen, bauchigen und sehr kunstvoll verzierten Ölgefäße mit kleinen Haltebügeln waren für kostbare Duftöle bestimmt. Offensichtlich schienen sie für den Gottkönig derart bedeutsam gewesen zu sein, dass Abbildungen davon in seinem Mausoleum nicht fehlen durften. Immerhin ließ Ramses III. schon zu Lebzeiten einen Olivenhain von fast 3000 Hektar als würdige Gabe für den Sonnengott Ra anpflanzen. In der amtlichen Schenkungsurkunde, dem Papyrus-Harris I, heißt es: »Ich richtete Dir Ölbaumpflanzungen in deiner Stadt Heliopolis ein, ausgestattet mit Gärtnern, mit vielen Leuten, die reines Öl herstellen.«

**Der Ölbaum – die Dichter haben ihn immer geliebt. Er schimmert und flüstert durch die Dichtung der Antike. Er galt als Heiligtum der Göttin Pallas Athene, die den Bürgern Athens einen Olivenbaum schenkte.**

## Italien als wichtigster Ölproduzent

Die Geschichte Phöniziens, Palästinas, Kretas, Athens, Alexandrias und Roms ist untrennbar mit dem Olivenölhandel verbunden. Noch heute sind die meisten Mittelmeerländer, allen voran Italien, weltweit die wichtigsten Produzenten von Olivenöl.

### Das Geschenk der Göttin Athene

In der griechischen Mythologie galt der Olivenbaum als Heiligtum der Göttin Pallas Athene. Athene stritt mit Poseidon um die Vorherrschaft in Attika. Kekrops, der erste König Athens, sollte den Streit entscheiden und sprach sich für Athene aus. Sie hatte den Bürgern von Attika das nützlichste Geschenk bereitet: einen Olivenbaum. Poseidons Präsent hingegen erschien den Athenern weniger wert: Es war eine salzige Quelle als Symbol für die Herrschaft über die Meere.

## Wie unsere Vorfahren mit Öl heilten

Die sanfte Heilkraft der pflanzlichen Öle ist seit Jahrtausenden bekannt. Auch in der aus Indien stammenden ayurvedischen Heilkunde werden Öle als gesund erwähnt. Gemäß der ayurvedischen Lehre, deren Schriften mehr als 3000 Jahre alt sein dürften, soll die Einnahme von Olivenöl bei allen Arten von Mangelerscheinungen wie Rachitis, Nachtblindheit oder Schleimhauterkrankungen helfen. Menschen mit Gallenblasenbeschwerden wird Olivenöl empfohlen, um die Ausscheidung von Galle zu verbessern.

Nicht zuletzt ist die Ölziehkur, die dem Körper bei seiner Entgiftungsarbeit hilft und den Abbau von krank machenden Schlacken erleichtert, bekannt als ein Kind der altindischen und der altrussischen Heilkunde.

**Homer erzählt von Odysseus, der mit Ölen gesalbt wurde, um wieder jung und schön zu sein. Odysseus stieg mit Penelope ins Hochzeitsbett – geschnitzt aus Olivenholz.**

### Ölen & salben hilft allenthalben

Der Erzähler Homer (8. Jahrhundert v. Chr.) berichtet von Odysseus, dem König der Insel Ithaka. Er wurde als Held verehrt und ließ sich oft mit Ölen einsalben, um nach erlittenen Strapazen wieder jünger und schöner zu wirken.

Im alten Griechenland waren Ölmassagen beliebt, um bei Zerrungen, Schmerzen oder Muskelkater wieder fit zu werden und die Muskulatur wieder geschmeidig werden zu lassen.

So hatten beispielsweise die Athleten in den so genannten Gymnasien stets ein eigenes Ölbesteck parat. Es bestand aus einem Ölfläschchen, zahlreichen Striegeln und einer kleinen Pfanne zum Auffangen des abtropfenden Öls. Vor und nach den Kämpfen rieben sich die Athleten kräftig mit Öl ein, um ihre Kampfkraft zu stärken – und um schön zu glänzen.

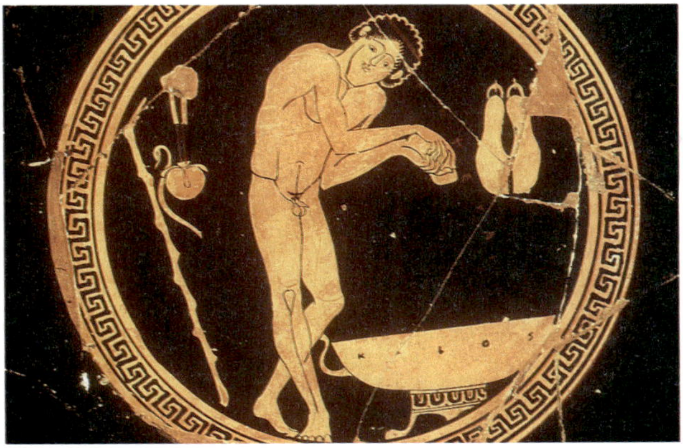

*Kostbare Öle wurden bei den alten Griechen in kunstvollen Gefäßen, die wie hier auch innen bemalt waren, aufbewahrt.*

## Innerlich Honig, äußerlich Öl

Als der Philosoph Demokrit (5. Jahrhundert v. Chr.) nach seinem Rezept für ein langes Leben gefragt wurde, antwortete er schlicht: »Innerlich Honig und äußerlich Öl«. Demokrit soll tatsächlich enorm alt geworden sein – wie alt weiß man allerdings nicht genau.

In dieser Zeit wollte man sogar Lepra mit rituellen Ölanwendungen kurieren. Dies steht im dritten Buch Mose geschrieben. Ob man gegen den Aussatz damit etwas ausrichtete, ist leider nicht überliefert.

**Reinlichkeit mit Duft – die erste pflanzliche Seife bestand aus Olivenöl und Asche.**

## Pflanzliche Seife – eine Erfindung der Gallier

Im Jahr 77 n. Chr. berichtet der römische Geschichtsschreiber Plinius von »Sapo«. Die Gallier stellten Sapo aus Olivenöl und Asche her – und erfanden damit die erste auf pflanzlicher Basis gefertigte Seife.

Mit der Ausbreitung des Römischen Reichs nach Norden gelangten Olivenöl und andere Pflanzenöle auch in den germanischen Raum. Bis dahin waren die aus den Tropen und Subtropen stammenden Ölpflanzen in Nordeuropa unbekannt gewesen.

## Ölgewinnung im Mittelalter

Der Mönch Theophilus berichtet im Jahr 1100 über die Ölgewinnung in Deutschland. Zur Herstellung von Leinsamenöl »lege [man Leinsamen] auf die Presse, mit der Oliven-, Nuss- oder Mohnöl gepresst wird«. Offensichtlich waren mittlerweile zahlreiche verschiedene Ölfrüchte im Umlauf – und auch die Ölpressung war in unseren Breiten wohl bekannt.
Aus der Zeit des hohen Mittelalters gibt es zahlreiche historische Quellen über die Techniken der Ölgewinnung und den Ölhandel. Südeuropäische Länder lieferten hierbei meist die Rohstoffe oder gleich das fertige Öl.

**Um das Öl aus den Oliven pressen zu können, lässt man die Früchte voll ausreifen. Dann besteht ihr Fruchtfleisch zu etwa 65 Prozent aus Öl. Und dennoch ist das Pressen so arbeitsaufwändig, dass gutes Olivenöl teurer als z. B. Soja- oder Sonnenblumenöl ist.**

### Wie das flüssige Gold gewonnen wurde

Um das Öl aus den Pflanzenteilen zu gewinnen, arbeitete man mit unterschiedlichen Techniken. Die wichtigsten Methoden und Arbeitsmittel waren:

- Handstampfen
- Schlagvorrichtungen
- Gewindepressen
- Große Mühlräder, die von Pferden oder Ochsen gedreht wurden

Gegen Ende des Mittelalters waren Ölmacher und Ölausträger in Deutschland absolut nichts Ungewöhnliches mehr.

## Leonardo da Vincis Erfindung

Der berühmte Maler und Erfinder Leonardo da Vinci hat sich im 15. Jahrhundert auch um die Erfindung einer effektiven Ölmühle bemüht. Er setzte auf Pferdestärken und meinte am Ende seiner Werkbeschreibung: »Ich verspreche dir, dass die Oliven damit so stark gepresst werden, dass sie gleichsam trocken zurückbleiben.«

## Industrielle Ölherstellung

1819 wurde auf der Industrieausstellung in Paris die erste hydraulische Presse vorgestellt. Diese modernen Schneckenpressen bzw. hydraulischen Ölpressen öffneten den Weg für die industrielle Ölmüllerei.
Nun konnten große Mengen an Raps, Rüben, Sojabohnen, Kopra (zerkleinertes Mark der Kokosnuss), Sesamkernen, Mohnsaaten oder Baumwollsamen problemlos zu Öl verarbeitet werden. Die mühselige Handarbeit vergangener Zeiten war damit weitgehend überflüssig geworden.

**Napoleon III. hatte ein Preisausschreiben veranlasst mit dem Ziel, einen kostengünstigen und haltbaren Brotaufstrich zu finden, um die Armee und die armen Leute versorgen zu können. Damit begann der Siegeszug der Margarine: Die Deutschen verzehren davon jährlich etwa acht Kilogramm, aber nur 6,6 Kilogramm Butter.**

### Eine Erfindung wird populär – Margarine

Der Bedarf an Pflanzenölen stieg kontinuierlich an: Diese wachsende Nachfrage hing mit der Erfindung der Margarine durch Hippolyte Mège-Mouriès im Jahr 1869 zusammen. Dieser aus Rindertalg und Magermilch hergestellte Buttersatz wurde schnell populär. Der hohe Verbrauch von preiswerter Margarine machte Pflanzenöle zu wichtigen Lebensmittelrohstoffen.

### Öle für technische Zwecke

In der ersten Hälfte des 19. Jahrhunderts wurden Pflanzenöle auch häufig für technische Zwecke verwendet:

- Besondere Bedeutung hatte damals das Rapsöl als Schmiermittel für Dampfmaschinen und Eisenbahnfahrzeuge.
- Außerdem bestand erheblicher Bedarf an Brennölen zum Heizen und für Maschinen.

Dieser hohe Bedarf an Pflanzenöl nahm erst 1859 ab, als in den USA Erdöl gefördert wurde. Langsam ersetzte Erdöl in den technischen Bereichen die Pflanzenöle.

## Öl für die Weltbevölkerung

In den 140 Jahren zwischen 1850 und 1990 wuchs die Weltbevölkerung von etwa 1,2 Milliarden auf rund 5,5 Milliarden Menschen an. Die Bevölkerungszahl hat sich somit in diesem Zeitraum fast verfünffacht.

Dieser enorme Bevölkerungsanstieg schuf einen bis dahin nie gekannten Nahrungsmittelbedarf:

- Die Fettversorgung der Menschheit konnte nicht mehr allein aus tierischer Produktion gedeckt werden.
- Pflanzenöle wurden weltweit zum festen Bestandteil der täglichen Nahrung für die Menschen.
- Pflanzenöle wurden zur Basis der Tierhaltung. Kraftfutter wie Ölschrote oder Ölkuchen stehen nun seit vielen Jahrzehnten auf dem Futterplan der Landwirte.

**Fast die Hälfte des Fetts, das die Menschen zu sich nehmen, stammt aus Nahrungsmitteln mit »versteckten« Fetten. Dazu zählen Fleisch, Wurst, Käse, Saucen, Fastfood, Süßes sowie Knabber- und Backwaren.**

## Alltägliche Verwendung von Pflanzenölen

Das weitaus höhere Gesundheitsbewusstsein der Menschen in den westlichen Industrieländern führte dazu, dass die wertvollen Pflanzenöle heute praktisch aus keiner Küche mehr wegzudenken sind.

Tierische Fette wurden weithin durch pflanzliche Fette ersetzt. Besonders preiswertes Olivenöl und Sonnenblumenöl, aber auch teurere Distelöle und Walnussöle werden heute in Millionen von Küchen verwendet. Diäten und der Wunsch nach dem Idealgewicht brachten weiterhin viele Menschen dazu, öfter Salate zu essen.

### Größerer Bedarf

Die Produktion von Pflanzenölen stieg steil an:

- 1875 wurden in Deutschland 0,3 Millionen Tonnen Ölsaaten und Ölfrüchte verarbeitet.
- 1913 waren es bereits 1,8 Millionen Tonnen.
- Gegenwärtig sind es etwa 4,0 Millionen Tonnen.

## Kaltpressung oder Raffination?

Auf zahlreichen Ölflaschen finden Sie ein Etikett mit dem Hinweis »Kaltpressung« oder »kaltgepresst«. Aber auch raffinierte Öle werden angeboten. Ein kaltgepresstes Öl ist wesentlich reicher an Inhaltsstoffen als ein raffiniertes Öl. Das gilt besonders für:

- Vitamine
- Aminosäuren
- Geruchs- und Geschmacksstoffe
- Wertvolle Fettbegleitstoffe wie Lezithin

Raffinierte Öle sind relativ arm an solchen Substanzen, und manche enthalten praktisch überhaupt keine natürlichen Stoffe mehr außer Fettsäuren.

**Je intensiver Fette und Öle bearbeitet werden, desto mehr Inhaltsstoffe verlieren sie. Nur die kalte Erstpressung liefert hochwertiges Öl. Nach einer Heißpressung oder einer Extraktion sind weitere Verarbeitungsschritte nötig, um den Geschmack, die Bekömmlichkeit und die Haltbarkeit zu verbessern.**

### Gleicher Anteil an Fettsäuren

In ihrer Zusammensetzung an Fettsäuren unterscheiden sich beide Öltypen allerdings kaum: Auch die raffinierten Öle sind reich an ungesättigten Fettsäuren. Da der gesundheitliche Wert eines Öls aber nicht allein von der Qualität der Fettsäuren, sondern ganz wesentlich auch von den anderen Inhaltsstoffen abhängt, sollten Sie – zumal für innerliche Heilanwendungen – ausschließlich kaltgepresste Öle verwenden.

### Maximal 60 °C bei Kaltpressungen

Die Technik der Ölgewinnung unterscheidet sich bei Bohnen, Keimlingen, Kernen, Samen, Nüssen oder Früchten. Für eine Kaltpressung gilt aber immer:

- Die Temperatur darf 60 °C nicht überschreiten, damit alle Inhaltsstoffe in das Öl übergehen können.
- Zudem dürfen keinerlei chemische Hilfsmittel verwendet werden, um das Öl zu gewinnen.

## Manchmal braucht es mehr Hitze

Manche Öle werden nicht kaltgepresst – aber sie sind trotzdem gesund. Hierzu gehören:

- Echt steirisches Kürbiskernöl
- Manche Haselnussöle
- Sesamöle

Die Kerne, Nüsse oder Samen dieser Ölsorten werden vor dem Auspressen kurzzeitig angeröstet. Diese Öle dürfen dann – streng genommen – nicht mehr kaltgepresst genannt werden.

**Wird Ihr kaltgepresstes Öl im Kühlschrank trüb, ist es noch lange nicht schlecht. Bei Zimmertemperatur erhält es wieder normale Farbe und Konsistenz.**

Doch auch bei diesen traditionellen Röstverfahren werden Temperaturen von 60 bis 70 °C nicht überschritten. Die Ölmüller achten schon aus geschmacklichen Gründen streng darauf, den Röstvorgang so schonend wie möglich zu vollziehen.

## Natürliche Erwärmung schadet nicht

Bei der Produktion von zahlreichen Ölsorten liegen beispielsweise die Haselnusskerne oder Sesamkörner nach der Ernte zwangsweise eine Zeit lang im Freien. Hier treten in der Natur oftmals ähnlich hohe Temperaturen wie bei dem Röstverfahren auf.

Trotzdem bleiben diese Kürbiskernöle, Haselnuss- oder Sesamöle genauso gesund und inhaltsreich wie beispielsweise kaltgepresste Distel-, Sonnenblumen- oder Olivenöle. Eine natürliche Erwärmung der Ölsaaten schadet also nicht.

### Raffination vermeiden

Wichtig ist nur, dass die Öle nicht raffiniert wurden, da bei der Raffination alle Geschmacksstoffe, einige Fettsäuren und die meisten Vitamine verloren gehen. Vermeiden Sie daher den Kauf raffinierter Öle.

## Wie Olivenöl hergestellt wird

Nach der Ernte der Oliven werden diese gereinigt und gewaschen. Sodann kommen sie in großen Behältern »unter die Räder«, ein Vorgang, der von den Ölmüllern Kollergang genannt wird. In großen zylindrischen Gefäßen rotieren dicke Mühlsteine, die die Früchte zerquetschen, bis ein dickflüssiger Brei entsteht.
Anschließend wird der Fruchtbrei in mehreren Schichten ausgepresst. Jede Schicht wird mit einer Pressmatte von der nächsthöheren getrennt. Ist ein turmartiges Gebilde entstanden, setzt von unten ein hydraulischer Mechanismus an und presst das Ganze zusammen, bis an den Seiten der Pressmatten ein Öl-Fruchtwasser-Gemisch heraustropft. In einer Zentrifuge werden Wasser und Öl getrennt, sodann das Öl gefiltert und abgefüllt.

**Etwa 98 Prozent der weltweit kultivierten 800 Millionen Olivenbäume stehen im Mittelmeerraum. Dort spielt das Olivenöl schon seit Jahrtausenden eine bedeutende Rolle.**

### Das flüssige Gold aus Apulien

Etwa fünf Kilogramm Oliven sind nötig, um auf diesem rein mechanischen Weg einen Liter »flüssiges Gold aus Apulien«, wie man in Süditalien zum Olivenöl sagt, zu gewinnen. Das naturreine Öl ist von bester Qualität und enthält alle wertvollen Inhaltsstoffe.

## Neun Qualitätsklassen für Olivenöl

Nach der EU-Verordnung vom 11. Juli 1991 gibt es für die Qualität des Olivenöls exakte Richtlinien. Für andere Öle gibt es solche Qualitätsklassen noch nicht.
Die Verordnung unterteilt Olivenöl in neun Klassen. Für eine gesunde Vollwertküche und für Heilanwendungen kommen nur die Klassen eins bis drei infrage. »Oliventresteröl«, »raffiniertes Olivenöl« und »Olivenöl« sind minderwertig und weniger empfehlenswert, da sie alle raffiniert oder verschnitten wurden.

## Nativ, vergine oder extra vergine?

**Der Olivenbaum bevorzugt trockene, kalkige Böden. Er ist bescheiden und geduldig. Erst in einem Alter von zehn Jahren, oft aber noch viel später bringt er seine Früchte hervor. Dann aber kann mehr als 100 Jahre geerntet werden.**

Die EU-Bezeichnung »nativ« für naturbelassene, kaltgepresste Öle deckt sich nicht ganz mit dem älteren Begriff »vergine«, der in Italien früher und auch heute noch für solche Öle verwendet wird. Alle Öle mit der Bezeichnung »vergine« oder »extra vergine« (zu Deutsch »jungfräuliche« Öle) sind naturbelassen wie die nativen Öle. Sie stammen aus erster Pressung und wurden weder erhitzt noch chemisch behandelt. Insofern decken sich die beiden Begriffe.

Manchmal verbirgt sich allerdings hinter dem Wort »vergine« auch ein ganz besonderes Öl, bei dem der Olivenbrei nicht maschinell ausgepresst wurde, sondern das darin enthaltene Öl lediglich abtropfte. Solche Öle sind besonders mild und fruchtig und manchmal auch unfiltriert zu bekommen, haben aber dafür auch einen entsprechend hohen Preis.

### Die drei besten Klassen von Olivenöl

Von den neun EU-Qualitätskategorien bei Olivenöl kommen nur die ersten drei Premiumklassen infrage:

- Extra natives Olivenöl (auch extra vergine genannt): bestes Olivenöl aus erster Pressung von einwandfreiem Geschmack. Der Gehalt an unerwünschten freien Fettsäuren darf ein Gramm pro 100 Gramm Olivenöl nicht übersteigen.
- Natives Olivenöl (auch vergine genannt): wie extra natives Öl, aber mit einem Gehalt an freien Fettsäuren von bis zu zwei Gramm pro 100 Gramm Olivenöl.
- Gewöhnliches natives Olivenöl: guter Geschmack, ein Gehalt von freien Fettsäuren bis zu 3,3 Gramm pro 100 Gramm ist erlaubt.

## Was bei der Raffination geschieht

Die Raffination von Speiseölen stellt ein Zauberkunststück aus dem Hexenkücheneinmaleins dar. Ein Rohöl, das raffiniert werden soll, wird zuerst einmal heiß gepresst oder das Öl wird mit Hilfe chemischer Lösungsmittel wie Hexan aus den Ölsaaten oder Ölfrüchten extrahiert. Dann erfolgt die eigentliche Raffination mit den folgenden vier wichtigsten Schritten:

**Raffiniertes Öl durchläuft im Gegensatz zum kaltgepressten eine Vielzahl chemischer Prozesse, wobei ihm Farbe, Geschmack und wichtige Inhaltsstoffe wie z. B. das Lezithin entzogen werden.**

**1. Entschleimung**
Mit Phosphaten oder Säurelösungen werden dem Öl alle natürlichen Trübstoffe und das Lezithin entzogen. Das ernährungsphysiologisch wertvolle Lezithin wird z. B. als Emulgator für Teigwaren Gewinn bringender genutzt.

**2. Entsäuerung**
Bei hohen Temperaturen werden mit Natronlauge, Äthanol oder Furfural unerwünschte Mykotoxine und freie Fettsäuren beseitigt, die bei der Heißpressung entstanden sind.

**3. Entfärbung**
Aktivkohle und Aluminiumsilikate, die mit Salzsäure behandelt wurden, lösen natürliche Farbstoffe wie Chlorophyll oder Protochlorophyll, Farbbegleitstoffe wie Bioflavonoide und wichtige Fettbegleitstoffe aus dem Öl. Unter den sekundären Pflanzenstoffen wie den Bioflavonoiden, so vermutet man heute, sind Krebs hemmende Substanzen und solche, die bei Bluthochdruck, Allergien und zu hohen Blutfettwerten helfen können.

**4. Desodorierung**
Zum Schluss werden alle Geruchsstoffe beseitigt, indem das Öl bei 220 bis 240 °C mit Wasserdampf im Vakuum behandelt wird. Die hohen Temperaturen zerstören wie bei der Entsäuerung viele Vitamine.

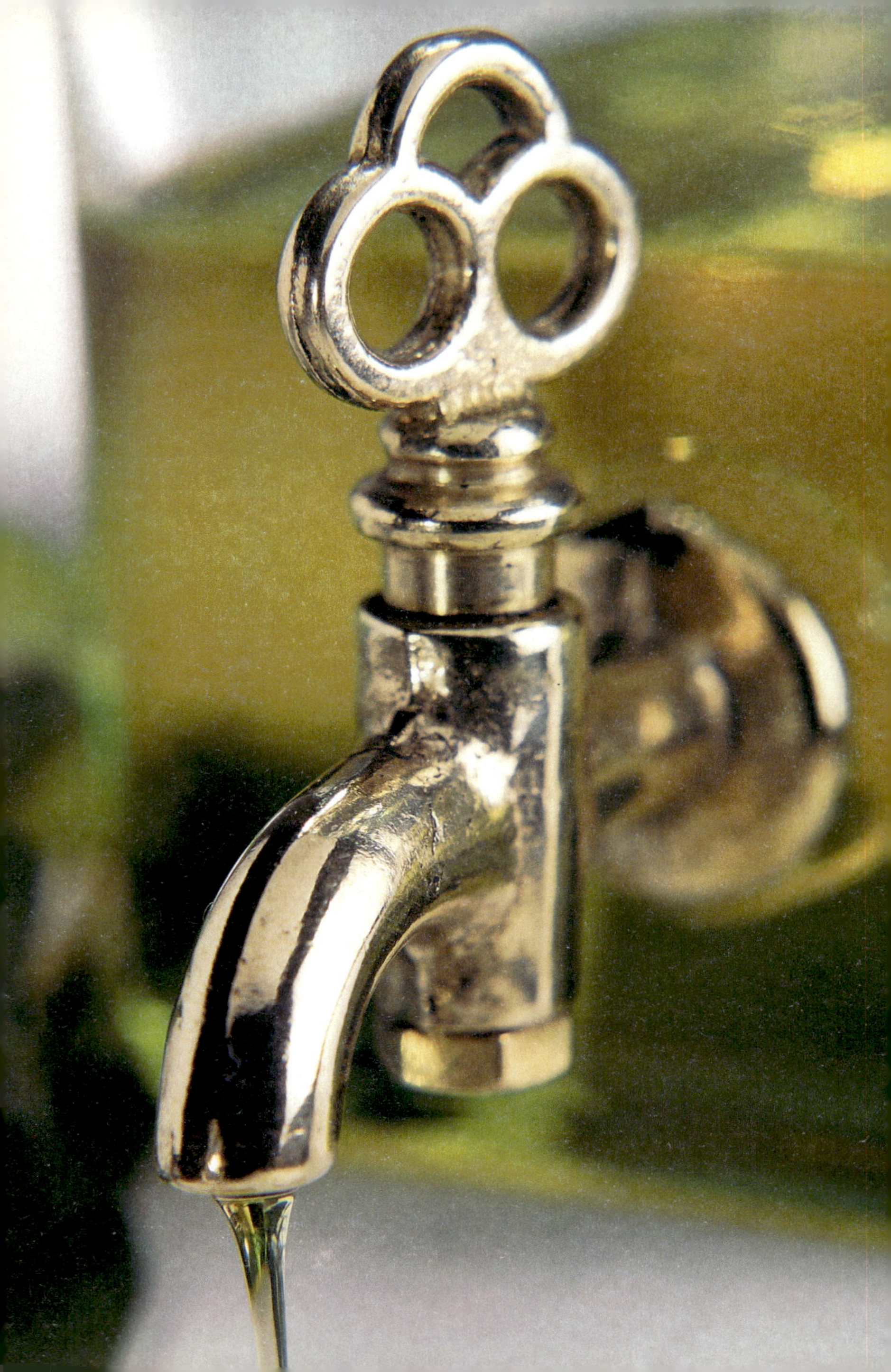

# Gesunde Inhaltsstoffe der Öle

*Die Menschen wissen es schon seit Jahrtausenden, jetzt hat es auch die wissenschaftliche Forschung voll bestätigt: Pflanzliche Öle wirken außerordentlich positiv auf den Organismus, sie können den Menschen vor einer ganzen Reihe von Beschwerden und Erkrankungen bewahren. Manche Öle besitzen sogar sanfte Heilkräfte.*

## Fette und Öle in der Ernährung

Gesunde Ernährung führt unmittelbar zu körperlichem Wohlbefinden, falsche Ernährung zu Unwohlsein. Wenn Sie abends zu viel und zu schwer gegessen haben, dann spüren Sie dies spätestens am nächsten Morgen: Sie sind unausgeruht und haben einen schweren Kopf, Ihr Verdauungstrakt rächt sich für die nächtliche Arbeit.

Die Folgen steter Fehlernährung zeigen sich leider erst nach Jahren oder Jahrzehnten. Die Liste der Erkrankungen, die sich einstellen können, wenn man zu wenig Ballaststoffe, Getreideprodukte, Obst und Gemüse und stattdessen zu viel Salz und Zucker und vor allem überreichlich tierische Fette verzehrt, ist lang.

Die häufigsten Erkrankungen infolge falscher Ernährung sind Verdauungsstörungen, Gallensteine, Fettleber, Fettsucht, Magen- und Darmkrankheiten, Gicht, Gelenkbeschwerden, Allergien, Diabetes mellitus, Nierenleiden, Bandscheibenschäden, Karies, Kropfbildungen, Arteriosklerose, Bluthochdruck, zu hohe Cholesterinwerte, Herzerkrankungen bis zum Herzinfarkt.

**Fettig und salzig, das sind die wichtigsten Geschmacksrichtungen der Schnellküche. Weil sich schon viele Kinder von Fastfood ernähren, nehmen sie zu viel Fett und zu viel Salz zu sich. Diese ungesunde Ernährung kann im Erwachsenenalter zu Erkrankungen führen.**

*Heilende Öle – ein Tropfen genügt, um das Getriebe am Laufen zu halten.*

## Pflanzenöl statt tierischer Fette

Gesunde Ernährung bedeutet in den meisten Fällen, zugunsten pflanzlicher Öle auf tierische Fette zu verzichten. Damit können Sie schon einer ganzen Reihe von Krankheiten wirksam vorbeugen.

Eine gesunde Ausnahme unter den tierischen Fetten bilden nur Fischöle bzw. das Fett der meisten Meeresfische wie Lachse oder Heringe, die wegen ihres Gehalts an den so genannten Omega-3-Fettsäuren ebenfalls außerordentlich gesund sind.

**Schlemmen wie in Bella Italia: Wenn Sie sich an der Ernährungsweise der Italiener orientieren, dann sind Sie schon mal auf dem richtigen Weg.**

### Essen wie am Mittelmeer

In den Mittelmeerländern beispielsweise, wo traditionell sehr viel mit Olivenöl gekocht wird und eher Meeresfrüchte und Fische als fettes Fleisch und Wurst auf dem Speiseplan stehen, ist die Herzinfarktrate deutlich niedriger als in den nordeuropäischen Ländern.

Auch in Indien, Sri Lanka und anderen asiatischen Ländern, wo tierische Fette nur selten auf den Tisch kommen, kennt man durch die Ernährung bedingte Cholesterinprobleme und Herzinfarkte wie in den westlichen Industrienationen praktisch überhaupt nicht.

## Bestandteile der Nahrung

Die menschliche Nahrung setzt sich aus folgenden drei Hauptkomponenten zusammen:

- Kohlenhydrate (Zucker, Stärke)
- Proteine (Eiweißstoffe)
- Fette

Hinzu kommen pflanzliche Ballaststoffe, die die Verdauung in Schwung halten, aber im Organismus nicht verwertet werden, sowie Vitamine, Mineralien, Spurenelemente, Geschmacks- und Aromastoffe.

## Kalorienspeicher Fett

Gemäß der Deutschen Gesellschaft für Ernährung sollten 20 bis 30 Prozent der täglichen Kalorienmenge von Fetten stammen. Diese empfohlenen optimalen 20 bis 30 Prozent sind aber nicht als Gewichtsanteile an der Nahrung, sondern als Anteil an der Kalorienmenge zu verstehen.

Dabei sind Fette die ergiebigsten Energiespender in der gesamten menschlichen Nahrung: Ein Gramm Fett liefert ca. neun Kilokalorien, wohingegen ein Gramm Eiweiß oder ein Gramm Kohlenhydrate nur je vier Kilokalorien zur Verfügung stellt.

**Rund ein Viertel aller Kalorien sollten aus Fett stammen. Da Fett aber sehr kalorienreich ist, reicht oft schon ein bisschen Wurst dafür aus.**

## Lebensnotwendiges Fett

Neben ihrer Eigenschaft als Energielieferanten sind Fette unerlässlich dafür, die Vitamine A, D, E und K im Körper anzureichern. Wenn der Mensch keine Fette zu sich nehmen würde, könnten diese fettlöslichen Vitamine nicht resorbiert werden.

Auf der anderen Seite enthalten Fette viele Kalorien: Fetthaltige Nahrung ist daher eine der Hauptursachen für Übergewicht.

### Kalorienbombe Fett

Ein Stückchen Wurst (40 Gramm) enthält zehn Gramm Fett und ca. 30 Gramm Eiweiß. Der Einweißanteil der Wurst liefert 30 x 4 = 120 Kilokalorien. Dagegen stammen aus den zehn Gramm Fett 10 x 9 = 90 Kilokalorien. Fast die Hälfte (43 Prozent) der Gesamtkalorien (210) stammen vom Fettanteil, obwohl dieser nur ein Viertel des Gewichts ausmacht. (Alle Werte ohne Berücksichtigung des relativ hohen Wasseranteils.)

Fette gibt es in fester Form, z. B. in Schweineschmalz, Gänseschmalz, Butter, in fettem Fleisch und in Wurst, sowie in flüssiger Form, z. B. als Speiseöle.
Alle Speiseöle sind – mit Ausnahme des Fischöls – pflanzlichen Ursprungs, die festen Fette hingegen stammen bis auf Kokos- und Palmfett allesamt von Tieren bzw. von tierischen Produkten.

## Unverzichtbare essenzielle Fettsäuren

**Feste Fette stammen meist von Tieren, Öle hingegen von Pflanzen. Tipp: Bevorzugen Sie Pflanzenöle, vermeiden Sie tierisches Fett.**

Alle Fette, seien sie flüssig oder fest, bestehen aus Glyzerin und Fettsäuren. Einige dieser Fettsäuren nennt man essenziell (wesentlich), da sie für den menschlichen Organismus unverzichtbar sind. Essenzielle Fettsäuren können vom Körper nicht selbst hergestellt, sondern müssen mit der Nahrung von außen zugeführt werden. Fast alle Öle sind reich an essenziellen Fettsäuren, daher sind sie ernährungsphysiologisch unverzichtbar.
Wenn man Öle nicht in Reinform zu sich nehmen will, dann müssen sie in ihrer natürlichen »Verpackung« in Form von Ölsaaten, Samen, Nüssen oder Ölfrüchten gegessen werden.
Feste bzw. tierischen Fette hingegen enthalten nur geringe Mengen oder manchmal gar keine essenziellen Fettsäuren. Deshalb können Vegetarier auch gesund leben, ohne jemals Fleisch oder tierisches Fett zu sich zu nehmen.

## Gesättigte und ungesättigte Fettsäuren

Chemisch gesehen bestehen Fettsäuren aus langen Ketten von 4 bis 24 Kohlenstoffatomen. An diese Kohlenstoffketten können unterschiedlich viele Wasserstoffatome angebunden sein. Haben keine weiteren Wasserstoffatome mehr Platz an der Kette, dann gilt diese Fettsäure als gesättigt.

- Tierische Fette bestehen in erster Linie aus gesättigten Fettsäuren.
- Pflanzliche Fette, Öle und Margarine setzen sich zum Großteil aus ungesättigten Fettsäuren zusammen. Ihre Kohlenstoffatomketten können noch weitere Wasserstoffatome aufnehmen.

Gibt es noch Platz für ein Wasserstoffatom, dann ist die Säure einfach ungesättigt. Können noch zwei, drei oder mehr Wasserstoffatome angebunden werden, bezeichnet man die Fettsäure als zwei-, drei- oder mehrfach ungesättigt.

**Biochemisch gesehen bieten Pflanzenöle viele ungesättigte Fettsäuren. Diese sind ernährungsphysiologisch unverzichtbar.**

### Beispiele ungesättigter Fettsäuren

Die häufigste einfach ungesättigte Fettsäure ist die Ölsäure. Sie kommt sowohl in tierischen als auch in pflanzlichen Fetten vor. Die Ölsäure gehört nicht zu den essenziellen Fettsäuren. Zweifach ungesättigte Fettsäuren wie Linolsäure oder dreifach ungesättigte Fettsäuren wie Linolensäure hingegen bezeichnet man als essenziell. Pflanzenöle sind die wichtigsten Quellen für mehrfach ungesättigte Fettsäuren.

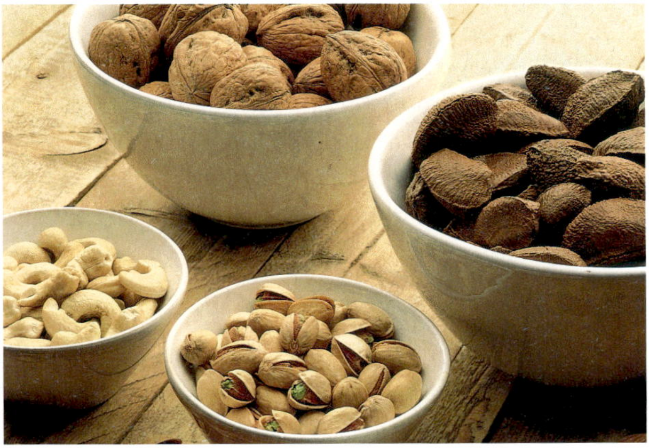

*Verfeinern Sie knackig grünen Salat doch einmal mit Nüssen und dem dazu passenden Öl – ein Genuss.*

**Fettsäureanteil von Pflanzenölen (in Prozent)**

| Pflanzenöl | gesättigt | einfach ungesättigt | zweifach ungesättigt | dreifach ungesättigt |
|---|---|---|---|---|
| Distelöl | 8,5 | 13,0 | 78,0 | 0,5 |
| Erdnussöl | 19,5 | 37,0 | 42,0 | 1,5 |
| Haselnussöl | 8,0 | 78,0 | 12,0 | 2,0 |
| Kürbiskernöl | 19,2 | 28,0 | 52,0 | 0,8 |
| Leinöl | 10,0 | 18,0 | 14,0 | 58,0 |
| Maiskeimöl | 13,0 | 28,0 | 57,0 | 2,0 |
| Mohnöl | 15,2 | 16,0 | 68,0 | 0,8 |
| Olivenöl | 12,0 | 78,0 | 9,0 | 1,0 |
| Rapsöl | 5,0 | 56,0 | 20,0 | 10,0 |
| Sesamöl | 13,5 | 42,0 | 44,0 | 0,5 |
| Sojaöl | 15,0 | 21,0 | 56,0 | 8,0 |
| Sonnenblumenöl | 12,5 | 24,0 | 63,0 | 0,5 |
| Traubenkernöl | 10,5 | 19,0 | 70,0 | 0,5 |
| Walnussöl | 8,0 | 20,0 | 60,0 | 12,0 |
| Weizenkeimöl | 16,0 | 22,0 | 57,0 | 5,0 |

## Wertvolle ungesättigte Fettsäuren

Ungesättigte Fettsäuren, vor allem mehrfach ungesättigte, sind im menschlichen Organismus für zahlreiche Funktionen verantwortlich, ohne die das menschliche Stoffwechselgeschehen zum Erliegen käme und die Zellaktivität schwer gestört würde. Schon bei ihrer Verarbeitung im Dünndarm lassen sich ungesättigte Fettsäuren leichter aufspalten als die gesättigten Fettsäuren. Deswegen sind pflanzliche Speiseöle viel bekömmlicher als andere Fette.

**Pflanzenöle verdauen Sie viel leichter als Fette tierischer Herkunft.**

## Lipoproteine – »Taxis« für das Fett

Ungesättigte Fettsäuren können zusätzliche Atome oder Moleküle an sich anlagern. Dies macht sie im Gegensatz zu ihren gesättigten Verwandten zu biologisch hochaktiven Stoffen. Ungesättigte Fettsäuren gehen leicht Verbindungen mit Eiweiß ein und werden dann zu Fett-Eiweiß-Körpern, zu Lipoproteinen (Lipo = Fett, Protein = Eiweiß). Nur in dieser Form kann das – an sich wasserunlösliche – Fett überhaupt mit dem Blut weitertransportiert werden, um seine Aufgaben im Organismus zu erfüllen.

Auch der Abtransport von überschüssigem Cholesterin (Blutfett) aus den Arterien wird von den Lipoproteinen bewerkstelligt. Zudem sind Lipoproteine Ausgangsstoffe für eine ganze Reihe von lebenswichtigen Enzymen.

## Was die Cholesterinwerte besagen

### ▶ HDL-Wert

Der oft erwähnte HDL-Wert (High-density-Lipoprotein) des Blutserums bezeichnet den Gewichtsanteil der Lipoproteine hoher Dichte mit viel Protein und dafür weniger Fett. Je höher der HDL-Wert des Bluts ist – am besten über 55 mg/dl (Milligramm pro Deziliter) –, desto besser ist die Durchblutung und desto geringer die Gefahr, an Arteriosklerose zu erkranken oder gar einen Herzinfarkt zu erleiden.

**Die beiden Cholesterinwerte (HDL und LDL) lassen sich mit einer Ernährung mit viel Pflanzenölen wieder ins Lot bringen.**

### ▶ LDL-Wert

Im Gegensatz dazu stehen die Low-density-Lipoproteine (LDL-Werte), die Gewichtsanteile im Blut von Lipoproteinen niedriger Dichte mit einem geringen Proteingehalt und dafür viel Fett.

Übersteigen die LDL-Werte 150 bis 190 mg/dl, dann ist der Blutfettspiegel zu hoch; es besteht das Risiko, arteriosklerotische Gefäßerkrankungen zu bekommen. Mediziner sprechen dann von der Gefahr einer Atheromatose, von krankhaften fett- und cholesterinreichen Ablagerungen innerhalb der Arterien und ihren vielfältigen gesundheitlichen Nachteilen.

## Wenn der Herzinfarkt droht ...

In den Jahren 1982 bis 1986 wurden in Göttingen Reihenuntersuchungen zu Cholesterinwerten durchgeführt. Das Ergebnis war erschreckend: LDL-Werte über 190 mg/dl erhöhen bei Männern das Herzinfarktrisiko um das 100fache (gegenüber Werten unter 120 mg/dl).
Bei zu hohen LDL-Werten muss der Fettkonsum deutlich reduziert werden. Dabei kommt es auf die Art der Fette an und erst in zweiter Linie auf die Menge.
Auch wenn wissenschaftlich noch nicht vollständig geklärt ist, wie die vermehrte Aufnahme von ungesättigten Fettsäuren anstatt gesättigter Fettsäuren Durchblutungsstörungen verhindert, so ist heute die überwiegende Mehrzahl der Ernährungswissenschaftler vom gesundheitlichen Wert der ungesättigten Fettsäuren für Blutbild und Blutgefäße überzeugt.

**Fettreiche Ernährung, wenig Bewegung und Rauchen: Dies sind die wichtigsten Risikofaktoren für den Herzinfarkt.**

## ... dann sollte Fett vermieden werden

Zahlreiche wissenschaftliche Untersuchungen mit Tausenden von Versuchspersonen lassen keinen Zweifel daran: Wer den Verzehr cholesterinreicher tierischer Fette zugunsten von cholesterinarmen Speiseölen rechtzeitig einschränkt, tut das Beste für seine Blutwerte und Blutgefäße. Mit dieser Ernährung können Sie sich bis ins hohe Alter einer guten Durchblutung, starker Konzentrationsfähigkeit und Erinnerungskraft, Vitalität und Leistungskraft erfreuen.
Allerdings ist die Wahl der richtigen Fette nicht allein für einen guten Blutfluss verantwortlich. In diesem Zusammenhang gibt es ernst zu nehmende Risikofaktoren:

- Rauchen
- Übergewicht
- Bewegungsmangel

## Ohne Fettsäuren kein Leben

Der menschliche Körper besteht aus etwa 70 Billionen Zellen, u. a. aus Muskel-, Haut-, Nerven-, Drüsen- sowie Bindegewebezellen.

Nur das reibungslose Funktionieren all dieser Körperbausteine garantiert Gesundheit und Wohlbefinden. Dazu sind Fette bzw. mehrfach ungesättigte Fettsäuren vonnöten.

**Statt zu Kartoffelchips sollten Sie lieber öfter zu Nüssen oder Sonnenblumenkernen greifen.**

Mehrfach ungesättigte Fettsäuren werden nach ihrer Verstoffwechselung in abgewandelter Form in die Zellmembranen (äußere Schutzhüllen der Zellen) eingebaut und beeinflussen alle Austauschprozesse der Zellen mit der umliegenden Gewebeflüssigkeit. Hierzu zählen vor allem:

- Sauerstoffversorgung der Zellen durch die Gewebeflüssigkeit
- Vorgang der Zellteilung
- Immunreaktionen der Zellen und damit des gesamten Immunsystems
- Zahlreiche enzymatische Prozesse

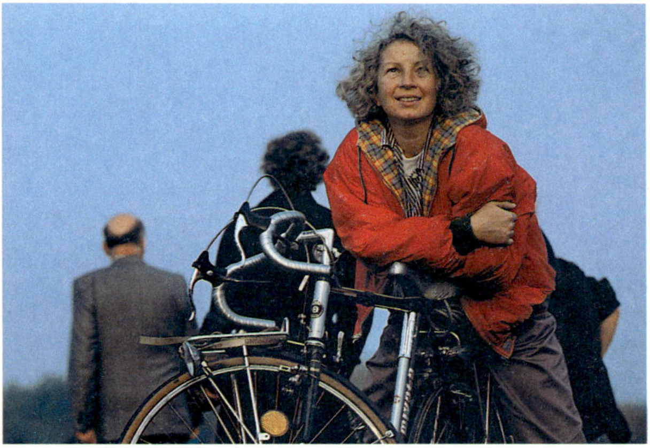

*Die richtige Ernährung, täglich ein bisschen Bewegung, am besten an der frischen Luft – und der Infarkt hat keine Chance.*

## Die Kraftwerke in den Zellen …

Ohne Atmung gibt es kein Leben. Zu der äußeren Atmung, bei der die Lunge Sauerstoff umsetzt, kommt die innere Atmung, die so genannte Zellatmung. Sie ist einer der wichtigsten Vorgänge im menschlichen Körper. Damit die Zellen den Sauerstoff aus der Lunge verwerten können, werden die Mitochondrien aktiv. Das sind die kleinen Energiezentralen im Inneren der Zellen. Sie wandeln mit Hilfe von Sauerstoff Glukose in Energie um. Für diesen Energieprozess sind die mehrfach ungesättigten Fettsäuren unverzichtbar, denn die Fettsäuren helfen das Enzym Zytochrom-a3 aufzubauen. Nur mit Hilfe dieses Enzyms können die Zellkraftwerke den Sauerstoff aus der Lunge verwerten.

**Mit zu wenig ungesättigten Fettsäuren kann die Zellatmung nicht auf vollen Touren laufen. Die Zellen werden nicht richtig versorgt und sind anfällig für Krankheiten.**

Zellen, bei denen die Zellatmung gestört ist, degenerieren, fangen an zu gären, werden anfällig für Krankheitskeime und neigen dazu, Tumoren zu bilden.

## … benötigen genügend Treibstoff

In den dreißiger und in den siebziger Jahren gab es zahlreiche Untersuchungen, wie sich Störungen bei der Zellatmung beheben lassen. Wichtigste Ursache einer gestörten Zellatmung ist dabei ein Mangel an mehrfach ungesättigten Fettsäuren.

Dieser »Treibstoffmangel« bei der Zellatmung kann zu folgenden Erkrankungen führen:

- Wachstumsstörungen
- Hautkrankheiten und Geschwüre
- Muskelschwäche
- Nierenblutungen
- Erhöhter Infektanfälligkeit
- Leberschäden
- Krankhafte Blutbildveränderungen

## Die Zellatmung mit Pflanzenöl stärken

Eine starke und funktionstüchtige Zellatmung ist Voraussetzung für Wohlbefinden und Gesundheit. Sie können Ihre Zellatmung ganz leicht fit machen, indem Sie täglich ausreichend ungesättigte Fettsäuren zu sich nehmen.

- Mit reichlich pflanzlichen Ölen können Sie degenerativen Erkrankungen vorbeugen, möglicherweise sogar Krebs vermeiden.
- Ernährungswissenschaftler empfehlen, dass ein erwachsener Mensch täglich etwa zehn Gramm mehrfach ungesättigter Fettsäuren konsumieren sollte. Diese Menge erreichen Sie leicht, wenn Sie täglich Salate und andere Speisen mit pflanzlichen Ölen anrichten bzw. zubereiten.
- Bei Pflanzenöl mit einem Anteil von ca. 50 bis 70 Prozent an mehrfach ungesättigten Fettsäuren reichen hier bereits zwei Esslöffel voll.
- Mit dieser täglichen Menge Pflanzenöl rücken Sie – in gewissen Grenzen natürlich – auch überflüssigen Pfunden zu Leibe, da die mehrfach ungesättigten Fettsäuren die Verbrennung von unnützem Speicherfett im Organismus ankurbeln.

Benutzen Sie in Ihrem alltäglichen Speiseplan ausschließlich pflanzliche Öle:

- Zum Braten von Fleisch
- Zum Anbraten von Gemüse (z. B. Zwiebeln)
- Zum Backen von Mehlspeisen (z. B. Pfannkuchen)
- Für das Mischen von Salatsaucen
- Für Kuchenteige und anderes Gebäck

**Tipp:** Lassen Sie einmal eine Woche lang sämtliche tierischen Fette (Butter, Wurst, fettes Fleisch usw.) weg. Sie werden sich danach deutlich frischer fühlen.

**Pro Tag sollten Sie nicht mehr als 80 Gramm Fett zu sich nehmen. Diese Menge steckt schon leicht in Wurst- und Fleischwaren. Verzichten Sie daher einmal probeweise eine Woche lang auf tierisches Fett.**

## Hormone – Botenstoffe im Körper

Nur mit ausreichend Linolsäure kann der Körper Prostaglandine bilden. Diese Hormone sind im Organismus für das Immunsystem unverzichtbar.

Die pflanzlichen Öle mit ihren mehrfach ungesättigten Fettsäuren sind für den menschlichen Organismus überlebenswichtig. Aus diesem Grund nennt man sie auch essenzielle Fettsäuren. Sie stellen nicht nur das Ausgangsmaterial für die nötigen Gewebehormone, sondern sind auch dafür verantwortlich, dass diese Hormone nicht »verrückt spielen«, sondern eine segensreiche Wirkung entfalten.

### Zusammenspiel der Organe

Alle Zellen und Organe im Körper kommunizieren miteinander. Sie senden Botschaften und Signale, schlagen manchmal Alarm oder teilen mit, dass Ihnen etwas fehlt. Diese Kommunikation im Organismus muss organisiert werden. Das ist die Aufgabe der Hormone. Sie sind die Botenstoffe im Körper und steuern das Zusammenspiel von Zellen und Organen, regeln das Stoffwechselgeschehen und andere Funktionen.

### Zwei Arten von Hormonen

Man unterscheidet zwei Arten von Hormonen:

- Echte Hormone: Diese werden von Drüsen wie der Schilddrüse oder der Hirnanhangsdrüse gebildet.
- Gewebehormone: Diese Botenstoffe entstehen in den Gewebezellen. Sie werden also exakt dort erzeugt, wo sie auch gebraucht werden. Zu diesen Gewebehormonen gehören die Prostaglandine.

## Prostaglandine aus Fettsäure

Zur Herstellung von Prostaglandinen benötigt der Organismus ausreichend Arachidonsäure. Diese ungesättigte Fettsäure kann entweder direkt mit der Nahrung aufgenommen oder durch Umwandlung aus Ölfetten gewonnen werden. Nötige Ölfette sind dabei die zweifach ungesättigte cis-Linolsäure oder die dreifach ungesättigte Gamma-Linolensäure oder auch die Omega-3-Fettsäuren von Meeresfischen.

## Stärkung des Immunsystems

Prostaglandine sind vielfältige und unverzichtbare Botenstoffe im Körper. Sie steuern und regeln:

- Blutdruck und Blutgerinnung
- Nierenleistung
- Gesundheit und Geschmeidigkeit der Haut
- Aktivität der T-Lymphozyten

T-Lymphozyten sind eine bestimmte Art von Blutzellen. Im Immunsystem sind sie mitverantwortlich für die Erkennung und Bekämpfung von Krankheitserregern, die in den Organismus eingedrungen sind. Ohne ausreichend viele Prostaglandine funktioniert die Immunabwehr nicht mehr – der Mensch kann an jedem Erreger erkanken und nicht mehr gesunden.

**Essenzielle Linolsäure ist reichlich enthalten in Nachtkerzen-, Sonnenblumen-, Maiskeim- und Erdnussöl.**

## Tierische oder pflanzliche Herkunft?

Je nach verwendetem Ausgangsmaterial haben Prostaglandine verschiedene Wirkungen:

- Prostaglandine, die aus Arachidonsäure tierischer Herkunft stammen, fördern entzündliche Prozesse. Im Übermaß können sie sogar ausgesprochen schädliche Wirkungen entfalten wie Blutgerinnsel oder Herzkrämpfe.
- Prostaglandine, die auf Linol- bzw. Linolensäure aus pflanzlichen Ölen oder auch auf Omega-3-Fettsäuren von Meeresfischen zurückgehen, wirken gegen Entzündungen und sorgen für eine ordnungsgemäße Funktion des Organismus.

## Lebensnotwendiges Lezithin

Lezithin begleitet Fett durch den gesamten Organismus. Dieser »Fettbegleitstoff« ist in jeder lebenden Zelle und somit in der gesamten Biomasse enthalten. Die wichtigsten Lezithinlieferanten neben Eiern, Fischrogen und Milch sind vor allem Weizenkeime, Maiskeime, Sojabohnen, Leinsamen, Raps und Sonnenblumenkerne bzw. die Öle aus diesen pflanzlichen Produkten.

**Auch wenn der Lezithingehalt in Speiseölen niedriger ist als in Extrakten bzw. speziellen Lezithin-dragees, entfalten sie doch eine vorbeugende oder heilende Wirkung.**

### Gutes Gedächtnis, hohe Konzentration

Anfang des 20. Jahrhunderts erkannte man den Wert von Lezithin für den menschlichen Körper. Lezithinextrakte galten regelrecht als Wundermittel. Das war in der ersten Begeisterung natürlich zu hoch gegriffen. Im Verlauf der weiteren Jahrzehnte wurde jedoch bewiesen, dass Lezithin wirklich ein unentbehrlicher Stoff ist, der in vielen Bereichen Heilwirkungen entfaltet.

Lezithinpräparate werden erfolgreich eingesetzt:

- Bei arteriosklerotischen Beschwerden, die auf einem zu hohen Cholesterinspiegel beruhen
- Bei Störungen von Gehirn- und Nervenfunktionen
- Bei Fettlebern
- Zur Vorbeugung gegen Gallensteine
- In Präparaten zur Stärkung des Wohlbefindens

## Lezithin senkt den Cholesterinspiegel

Für den gesamten Fettstoffwechsel und für den Abbau von Cholesterin spielt Lezithin eine zentrale Rolle. Die nützlichen HDL-Cholesterine im Blut enthalten viele Phospholipide – das sind die wichtigsten Bausteine des Lezithins. HDL-Cholesterine sorgen somit dafür, dass überschüssiges Cholesterin im Blut zur Leber abtransportiert wird und folglich der Cholesterinspiegel sinkt.

## Phospholipide für gesunden Stoffwechsel

Phospholipide sind die zentralen Wirkstoffe von Lezithin. In allen Zellmembranen gibt es Phospholipide. Hier steuern sie die Stoffwechselvorgänge der Zellen ebenso wie die Aufnahme von Nährstoffen und Sauerstoff oder die Ausscheidung von Zellabfällen. Auch in den »Heizkraftwerken« der Zellen, den Mitochondrien, finden sich Phospholipide. Ohne sie wäre der Energiehaushalt des gesamten Organismus gestört.

**Die hohe Bedeutung des Lezithins für den menschlichen Körper zeigt sich nicht zuletzt daran, dass es außer im Blut auch reichlich im Gehirn, im Knochenmark, im Herz, in der Leber, den Nieren und der Lunge vorkommt.**

## Sojalezithin in Nährlösungen

Lezithin emulgiert Fette, macht sie löslicher und leichter verdaulich. Diese Eigenschaft wird bei der intravenösen Ernährung genutzt, indem man den fetthaltigen Nährlösungen Sojalezithin zufügt. Somit verhindert man Verklumpungen im Blut. Ebenso hilft das in der Gallenflüssigkeit vorhandene Lezithin, die mit der Nahrung aufgenommenen Fette löslicher und leichter verdaulich zu machen.

### Mit Lezithin den Cholesterinspiegel senken

1958 untersuchte der Wissenschaftler L. M. Morrison den Einfluss von Lezithin auf den Cholesterinspiegel.

- Zwölf Herzinfarktpatienten oder Patienten mit arteriosklerotischen Herzbeschwerden wurden untersucht. Bei all diesen Patienten lag der Cholesterinspiegel über 300 mg/dl.
- Drei Monate lang konsumierte jeder Patient täglich 36 Gramm granuliertes Sojalezithin.
- Nach dieser Zeit lagen die Cholesterinwerte bei allen Patienten um 41 bis 50 Prozent niedriger. Es gab keinerlei unerwünschte Nebenwirkungen.

## Vitamin E – Wunder an Wirksamkeit

Pflanzliche Öle und Ölfrüchte (wie beispielsweise Nüsse oder Oliven) sind die bedeutendsten Vitamin-E-Lieferanten in der menschlichen Ernährung. Nur in Vollkornknäckebrot, Paprikagemüse, Schwarzwurzeln und Himbeeren finden sich noch kleine Mengen davon. Von den tierischen Produkten enthalten auch Innereien, Eidotter, Butter und Tierfette geringe Mengen Vitamin E. Wer also auf eine optimale Vitamin-E-Versorgung achten will, muss sich den Speiseölen zuwenden. Oder er muss reichlich Nüsse zu sich nehmen.

**Vitamin E ist vor allem bei starken Umweltbelastungen nötig. Smog und Stress prägen vielerorts das Lebensumfeld. Mit pflanzlichen Speiseölen können Sie Ihrem Organismus viel Gutes tun.**

Es gibt mindestens acht verschiedene Formen von Vitamin E – die so genannten Tokopherole. Sie werden allesamt aus nur drei Elementen kombiniert: Wasserstoff, Sauerstoff und Kohlenstoff.

In ihrer Form sind alle Vitamin-E-Moleküle unterschiedlich: Wie bei Schneeflocken besitzt jedes Molekül seine eigene Form.

### Schutz der Körperzellen

Vitamin E erfüllt im Körper eine wichtige Schutzfunktion: Es bekämpft freie Radikale und schützt Fettsäuren, ganz besonders die kostbaren mehrfach ungesättigten Fettsäuren. Diese werden ständig von freien Radikalen angegriffen.

### Wie freie Radikale Fettsäuren zerstören

Freie Radikale sind Atome oder Moleküle mit einer nicht gesättigten Elektronenhülle. Sie können noch ein Elektron aufnehmen und sind ständig bestrebt, einem anderen Atom oder Molekül dieses fehlende Elektron zu entreißen, um ihre Schale zu vervollständigen. Gelingt ihnen das, dann hat das andere Atom oder Molekül

### Vitamin E in Ölen

In Pflanzenölen finden sich folgende Mengen an Vitamin E (mg/100 ml):

| | | | |
|---|---|---|---|
| Weizenkeimöl | 220 | Walnussöl | 50 |
| Maiskeimöl | 125 | Kürbiskernöl | 45 |
| Sojaöl | 95 | Haselnussöl | 43 |
| Distelöl | 46 | Leinöl | 36 |
| Sonnenblumenöl | 70 | Erdnussöl | 35 |
| Rapsöl | 55 | Traubenkernöl | 16 |
| Sesamöl | 50 | Olivenöl | 15 |

fortan ein Elektron zu wenig und gehört dann seinerseits zu den freien Radikalen. So wird ein zerstörerischer Staffellauf in Gang gesetzt.

### Hochaggressive Sauerstoffradikale

Die größte Gruppe von freien Radikalen sind hochreaktive Sauerstoffradikale, also Sauerstoffmoleküle, die nicht komplett sind, wie:

- Das Superoxidanionradikal ($O_2^-$)
- Das Hydroxylradikal ($OH^\cdot$)
- Das Wasserstoffperoxidradikal ($H_2O_2$)

**Nüsse und Öle sind die besten natürlichen Lieferanten für Vitamin E. Aber zur Not tun es auch synthetische Vitamin-E-Präparate.**

## Wenn oxidativer Stress droht

Zu einem gewissen Prozentsatz entstehen diese Radikale innerhalb des Organismus, um eingedrungene, körperfremde Stoffe unschädlich zu machen. Wenn viele Schadstoffe auf uns eindringen – was bei der allgemeinen Umweltbelastung durch chemische und radioaktive Rückstände bisweilen möglich ist –, schießt der körpereigene Reparaturbetrieb leicht über sein Ziel hinaus und erzeugt zu viele Radikale. Die schädlichen Folgen sind weit reichend:

- Schädigung des körpereigenen Gewebes
- Schwächung des Immunsystems
- Vorzeitiges Altern
- Auslösung von Krebs

Die weitaus größere Quelle für freie Radikale sind Stickoxide, Pestizide, Rauch und Abgase sowie eine erhöhte Belastung mit Ozon und UV-Strahlen. Solche negativen Umweltsituationen oder Umweltgifte bringen aggressive Sauerstoffmoleküle hervor, die die Körperzellen regelrecht in oxidativen Stress versetzen – mit den genannten schädlichen Folgen.

## Abwehrstarkes Immunsystem

Vitamin E baut einen starken Schutzschild um die Zellen auf, verzögert vorzeitige Alterungsprozesse, stärkt die Immunfunktionen und verhindert sogar Tumorbildungen. Da Vitamin E die Durchlässigkeit der Zellhüllen erhöht, macht es die Zellen insgesamt gesünder und widerstandsfähiger.

**Das Ranzigwerden von Butter wird durch Oxidation bewirkt. Freie Radikale sind die Verursacher dieses Prozesses.**

### Wenn Vitamin E fehlt

Wie freie Radikale Fettsäuren zerstören, kann jeder mit einem Stückchen Butter beobachten: Wird die Butter offen dem Licht ausgesetzt, dann wird sie innerhalb kurzer Zeit ranzig. Und ranzig zu werden bedeutet schlicht und einfach, dass freie Radikale die Fettsäuren oxidieren – bis zu deren Zerstörung.

### Vitamin-E-Tabletten – nur die zweitbeste Wahl

Auf dem Markt werden zahlreiche künstliche Vitamin-E-Präparate angeboten. Bei synthetischem Vitamin E sind alle Moleküle total identisch. Auch diese Vitaminmoleküle entwickeln ihre Schutzwirkung im Körper, jedoch fehlt ihnen die Vielfalt der natürlichen Molekülformen. Somit wird nicht das gesamte Wirkungsspektrum, das natürliches Vitamin E aufweist, abgedeckt, sondern nur ein relativ geringer Teilbereich. Sich mit solchen Vitamin-E-Präparaten zu behelfen ist nur die zweitbeste Wahl.

Wenn Sie sich ausgewogen ernähren, brauchen Sie keinen Vitamin-E-Mangel zu befürchten. Erwachsene benötigen etwa zwölf Milligramm pro Tag, Kinder sechs bis zwölf. Wenn Sie regelmäßig Weizenkeimöl oder Maiskeimöl konsumieren, können Sie getrost auf künstliche Präparate verzichten.

**Nur mit einem starken Immunsystem können Sie die täglichen Belastungen durch die verschmutzte Umwelt ausgleichen. Achten Sie daher auf ausreichenden Schutz durch Vitamin E.**

## Kostbare Fettsäuren werden geschützt

Wie bereits erwähnt, sorgt Vitamin E dafür, dass die Fette, aus denen das Öl besteht, an der Luft nicht ranzig werden (nicht oxidieren).

Genau dasselbe bewirkt Vitamin E im menschlichen Organismus. Es bewahrt die fetthaltigen Zellmembranen davor zu oxidieren.

### Vitamin-E-Gehalt in Lebensmitteln

Der Vitamin-E-Gehalt von Pflanzenölen im Vergleich zu anderen Lebensmitteln (Angaben je 100 Gramm)

| Lebensmittel | Vitamin E |
|---|---|
| Sojaöl | 95,0 Milligramm |
| Sonnenblumenöl | 70,0 Milligramm |
| Mandeln | 29,2 Milligramm |
| Margarine | 22,6 Milligramm |
| Walnüsse | 20,8 Milligramm |
| Erdnüsse | 19,4 Milligramm |
| Butter | 1,6 Milligramm |
| Vollkorngetreide | 1,6 Milligramm |
| Eier | 1,2 Milligramm |
| Milch | 0,1 Milligramm |
| Schwarzwurzeln | 5,0 Milligramm |
| Paprikagemüse | 3,0 Milligramm |

## Vitamine, Mineralien & Co.

Öle sind wahre Gesundheitselixiere für die Menschen. Neben mehrfach ungesättigten Fettsäuren, Lezithin und Vitamin E finden sich noch:

- Die Vitamine A, B1, B2, B6, C und D
- Die Mineralstoffe Kalium, Kalzium, Magnesium und Phosphor
- Die Spurenelemente Eisen, Kupfer, Mangan, Zink und Selen
- Zahlreiche Begleitstoffe wie Aminosäuren oder Phytosterine (fettähnliche Substanzen pflanzlichen Ursprungs)

Diese Stoffe sind von hohem gesundheitlichem Wert. Manche von ihnen – wie einige Phytosterine – können Sie nur in Form von Öl oder Ölfrüchten aufnehmen.

Das Kunstwort »Vitamin« prägte der polnische Arzt Kasimir Funk. Es setzt sich aus »vita« (lateinisch: Leben) und »Amin« zusammen. Amine sind chemische Stickstoffverbindungen, die jedoch nicht für alle Vitamine kennzeichnend sind. 13 verschiedene Vitamine sind heute anerkannt.

### Vieles ist noch nicht erforscht

Längst sind noch nicht alle Inhaltsstoffe von Ölen in ihrer Wirkung auf den menschlichen Organismus wissenschaftlich erforscht. Vielleicht können sie wegen der vielfältigen und äußerst komplizierten Wechselbeziehungen, die sich innerhalb unseres Stoffwechselgeschehens vollziehen, niemals erfasst werden. Das beste Beurteilungskriterium bleibt da Ihr eigenes Wohlbefinden.

### Ihre persönliche Erfahrung zählt

Machen Sie die Probe aufs Exempel: Verwenden Sie eine Zeit lang verstärkt pflanzliche Öle – keine raffinierten und billigen, sondern naturreine und kaltgepresste –, und beurteilen Sie dann, wie Sie sich im Vergleich zu vorher fühlen. Vermutlich werden Sie fortan nie mehr auf eine reiche Palette von pflanzlichen Ölen in Ihrer Speisekammer verzichten wollen.

## Mit Kürbiskernöl gegen Prostataleiden …

Pflanzenöle enthalten Phytosterine, deren Wirkung man bereits für das Kürbiskernöl nachgewiesen hat. Mit reichlich Kürbiskernöl, Kürbiskernen oder Arzneikürbispräparaten kann man nämlich einer gutartigen Prostatavergrößerung (benigne Prostatahyperplasie) wirksam vorbeugen. Sogar das Anfangsstadium einer solchen Erkrankung, unter der die Hälfte aller Männer jenseits des 40. Lebensjahrs leiden, kann mit Kürbiskernöl wirksam behandelt werden.

Phytosterine im Kürbiskernöl werden auch Delta-7-Sterole genannt. Sie haben eine Molekülstruktur, die dem Dihydrotestosteron entspricht. Dieses Hormon kann die krankhafte Vergrößerung der Vorsteherdrüse auslösen. Wenn Sie Kürbiskernöl zu sich nehmen, ersetzen die darin enthaltenen Delta-7-Sterole die Dihydrotestosteronmoleküle in der Vorsteherdrüse und verhindern so übermäßige Ansammlungen von Dihydrotestosteron und Wucherungen im Prostatagewebe. Die regelmäßige Einnahme von Kürbiskernöl oder Kürbiskernpräparaten kann sich als wahrer Segen für Männer mit den lästigen Problemen beim Wasserlassen erweisen.

**Wer eine vergrößerte Vorsteherdrüse hat, sollte es sich zur Gewohnheit machen, täglich 20 bis 25 Kürbiskerne zu knabbern. Nehmen Sie keine eiskalten Getränke zu sich, denn sonst besteht die Gefahr, dass Ihre Harnröhre innerhalb weniger Stunden bis zum Verschluss anschwillt.**

## … und Blasenbeschwerden

Kürbiskerne sind auch für Frauen von hohem Nutzen: Durch Kürbissamen wird die Entleerung der Blase gefördert. Gleichzeitig erfolgt eine Entspannung des Schließmuskels am Blasenausgang. Durch die vollständige Entleerung der Blase wird einem Harnstau vorgebeugt. 90 Prozent aller Untersuchten, die unter einer Reizblase litten, konnten mit der Einnahme dieser Naturheilmittel eine deutliche Linderung oder ein völliges Verschwinden ihrer Beschwerden verzeichnen.

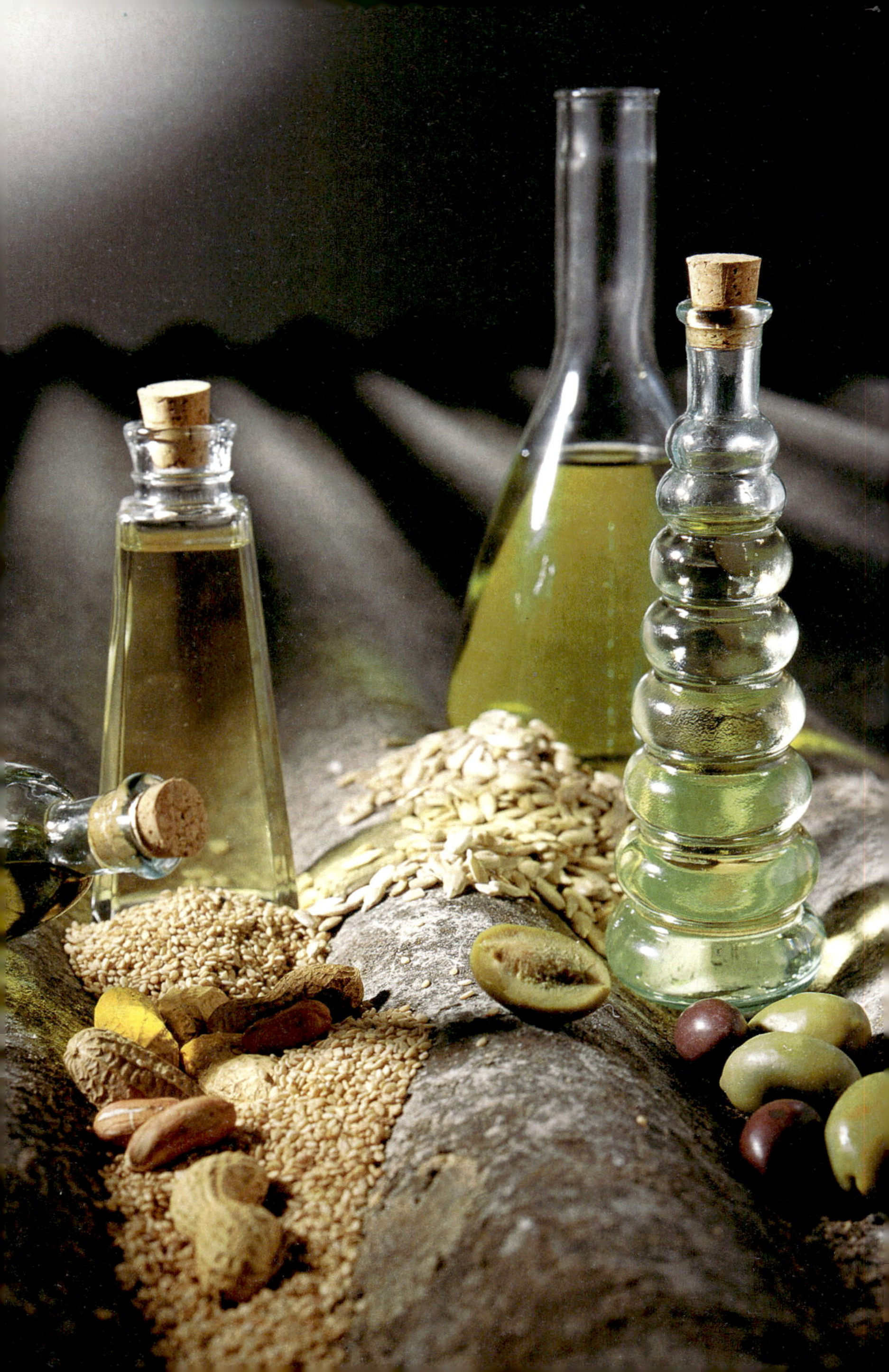

# Heilen mit Öl

*Der griechische Arzt Hippokrates (460–375 v. Chr.) gilt als bedeutendster Arzt des Altertums und Begründer der wissenschaftlichen Heilkunde. Nach ihm ist der hippokratische Eid benannt, den Ärzte bis heute ablegen.*
*Seine medizinischen Therapien und seine Säftelehre nach den vier Elementen (Feuer, Wasser, Erde, Luft) gründen in erster Linie darauf, dass ein geschwächter Körper durch die richtige Ernährung und Lebensweise gestärkt wird, seine Selbstheilungskräfte angekurbelt werden und so schließlich die Genesung herbeigeführt wird.*

**Öle können innerlich und äußerlich angewandt werden. Bei den im Folgenden genannten Ölen finden Sie jeweils genaue Angaben, wie Sie vorgehen sollten.**

## Nahrungsmittel als Heilmittel

Über die richtige Ernährung schrieb Hippokrates: »Eure Nahrungsmittel sollten Heilmittel und eure Heilmittel sollten Nahrungsmittel sein.«

### Heilwirkungen bei innerlicher Anwendung

Bei dem von Hippokrates erkannten Selbstheilungsprozess des Organismus spielen naturreine Öle eine wichtige Rolle. Öle können sowohl bei innerlichen als auch bei äußerlichen Anwendungen ihre Heilwirkung entfalten. Bei innerlichen Anwendungen besitzen Öle folgende Heilwirkungen:

- Stärkung des Immunsystems
- Anregung der Blutzirkulation
- Positive Beeinflussung des Stoffwechsels
- Antioxidative Wirkung im Organismus
- Verzögerung des vorzeitigen Alterns
- Vorbeugung gegen Tumorbildungen

*Über längere Zeit sollten Sie Öl nur in dunklen, lichtundurchlässigen Gefäßen aufbewahren. Füllen Sie für den täglichen Gebrauch immer nur kleine Portionen ab.*

## Gegen viele Leiden gibt es ein Öl

Manche Öle sind bei bestimmten Erkrankungen ganz gezielt als Therapeutikum einsetzbar. Durch die mehrfach ungesättigten Fettsäuren und eine Reihe anderer Wirkstoffe wurden Heilungserfolge bei folgenden Erkrankungen nachgewiesen:

- Rheumatischen Erkrankungen
- Störungen im Magen-Darm-Trakt
- Beschwerden mit Leber und Gallenblase
- Chronischen Hauterkrankungen
- Depressiven Verstimmungen

**Der Duft der Öle beruhigt und entspannt. Schon durch die Zugabe von zwei Esslöffeln Öl können Sie jedes Bad in ein angenehmes Duftbad verwandeln.**

### Pures Öl muss nicht sein

Die Therapie besteht meist darin, täglich ein bis zwei Esslöffel eines Öls über einen längeren Zeitraum einzunehmen.

Wenn Ihnen pures Öl jedoch nicht schmeckt, können Sie Rohkost, Salate, Suppen, Desserts etc. mit einem Speiseöl verfeinern. In dieser Form dürfte die »Ölmedizin« auch heiklen Patienten munden.

## Heilwirkungen bei äußerlicher Anwendung

Neben den innerlichen Heilanwendungen gibt es auch zahlreiche äußerliche Anwendungen von Ölen. Viele davon sind in der Volksmedizin und in alten Hausrezepten überliefert.

### Inwendig Wein und äußerlich Öl …

Schon in römischer Zeit waren diesen äußerlichen Ölanwendungen bekannt. Der römische Schriftsteller Plinius schrieb: »Zwei Flüssigkeiten sind es, die dem menschlichen Körper vorzüglich behagen: inwendig Wein und äußerlich Öl.«

## ... oder beides innerlich?

Der aus der Steiermark stammende Schriftsteller Reinhard P. Gruber hat diese Sentenz von Plinius abgewandelt in: »Zwei Säfte sind es, die dem steirischen Menschen angenehm sind: innerlich Wein und dazu nochmals innerlich Öl.«

**Depressionen und Verstimmungen lassen sich häufig mit einer Ölkur kurieren. In Zweifelsfällen und bei Allergien sollten Sie jedoch unbedingt zuerst Ihren Arzt befragen.**

### Vorsicht bei Ölkuren auf eigene Faust

Wenn Sie unter ernsthaften und/oder langfristigen Beschwerden leiden, dann sollten nicht versuchen, sich auf eigene Faust mit einer Ölkur zu kurieren. Konsultieren Sie auf jeden Fall zuerst Ihren Arzt oder Heilpraktiker. Fragen Sie ihn, was er in Ihrer Situation von einer Ölkur hält und welches Öl seiner Meinung nach das wirksamste für Sie ist.

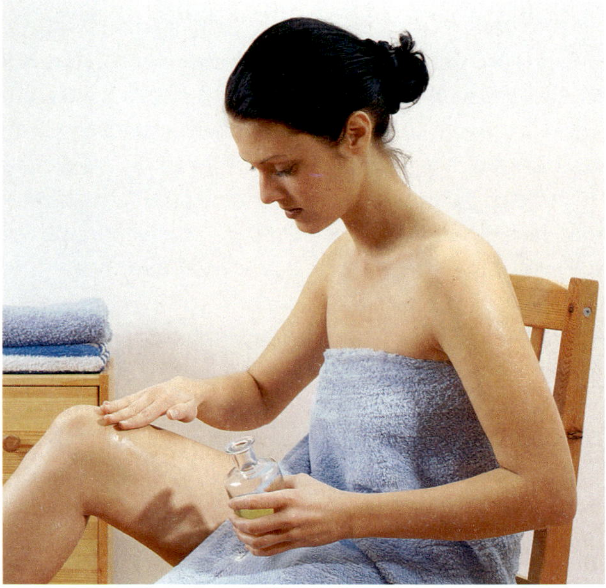

*Die Haut ist unser größtes Aufnahmeorgan – über sie nehmen wir nicht nur Temperaturreize wahr, über sie gelangen auch die Wirkstoffe heilsamer Öle in den Organismus.*

## Borretschöl

Borretsch (Borrago officinalis) ist auch als »Gurkenkraut« oder »Gurkenkönig« bekannt, da sich das Kraut der Pflanze gut zum Einlegen von Gurken, zum Würzen von Salaten und Gemüsen eignet.

### Herkunft

Die ursprüngliche Heimat von Borretsch ist Kleinasien. Heute gedeiht das Kraut weltweit. Das Öl wird durch Pressung der Samen gewonnen.

**Das Öl des »Gurkenkönigs« hilft bei Erkältungen, Husten und Grippe. Auch bei Neurodermitis kann hiermit Besserung erreicht werden.**

### Eigenschaften

Borretsch gilt von alters her als Heilpflanze für Leib und Seele. Das Blattgewächs regt den Stoffwechsel und die Hormonproduktion an und wirkt stimmungsaufhellend.

### Borretschöl in der Naturheilkunde

- Borretschöl zeichnet sich durch einen besonders hohen Anteil an Gamma-Linolensäure (24 Prozent) aus. Diese dreifach ungesättigte Fettsäure erleichtert dem Organismus die Bildung von Prostaglandinen, die für viele Organfunktionen von Bedeutung sind. Prostaglandine haben einen positiven Einfluss auf das Immunsystem, auf Stoffwechselvorgänge, den Blutkreislauf und die Haut.
- Bei vielen Patienten, die unter Neurodermitis und anderen chronischen Hauterkrankungen leiden, ist die körpereigene Bildung der Gamma-Linolensäure gestört. Führt man Gamma-Linolensäure mit der Nahrung zu, kann eine Besserung der Symptome erzielt werden. Wegen dieser Heilerfolge werden auch Kapseln mit konzentriertem Borretschöl in Reformhäusern und Drogerien angeboten.

## Wirksam gegen Depressionen

Borretschöl hat sich auch als pflanzliches Antidepressivum bewährt, insbesondere:

- Bei hormonell bedingten depressiven Verstimmungen
- Bei Depressionen im Wochenbett
- In den Wechseljahren
- Vor der Periode

Diese Depressionen beruhen möglicherweise auf einem Mangel an Gamma-Linolensäure.
Eine hohe Konzentration dieser mehrfach ungesättigten Fettsäure findet sich übrigens auch in der Muttermilch. Diese Tatsache beweist, wie wichtig diese essenzielle Fettsäure für das Neugeborene ist.

## Pfirsichhaut durch Hanf- und Nachtkerzenöl

Die Gamma-Linolensäure findet sich auch in Hanföl (drei Prozent) und im Nachtkerzenöl (zehn Prozent). Beide Öle sind daher auch zur Behandlung von Neurodermitis und einigen chronischen Hauterkrankungen geeignet.
Hanföl besitzt außerdem schmerzlindernde Effekte und lässt Entzündungen schneller abklingen.

### Anwendung

Man nimmt täglich ein bis zwei Esslöffel dieser Öle mit der Nahrung auf und kann auch juckende Hautstellen damit einreiben.

## Hilfreich bei PMS

Nachtkerzenöl ist ein gutes Therapeutikum zur Behandlung der körperlichen und seelischen Beschwerden des prämenstruellen Syndroms (PMS) sowie anderer hormonell bedingter Verstimmungen.

**Viele Frauen leiden unter dem prämenstruellen Syndrom (PMS). Mit Borretschöl können Sie diese kritischen Tage besser überstehen.**

## Distelöl

Distelöl wird aus den Samen der Saflorpflanze (Carthamus tinctorius) gewonnen. Die Pflanze zählt wie die Sonnenblume zur Familie der Korbblütler und wird bis zu 1,20 Meter hoch. Ihre Früchte sind so genannte Achänen, einsamige Nussfrüchte der Korbblütler, die etwa acht mal vier Zentimeter groß und von einer kräftigen Schale umschlossen sind. Aus ihren Samen wird das gesunde Pflanzenöl gewonnen.

**Die altbekannte Färberdistel ist Spitzenreiter bei zweifach ungesättigten Fettsäuren. Deswegen wurde das Öl dieser Distel in den letzten Jahren immer beliebter.**

### Eine alte Färbepflanze

Früher wurde die Saflorpflanze zur Farbgewinnung genutzt. Aus den erst gelben, dann roten Blüten stellte man die Farbstoffe Saflorgelb und Spanischrot her. Darauf beziehen sich ihre volkstümlichen Namen »Färberdistel« und »Falscher Safran«. Das Wort »Saflor« stammt übrigens von Safran, ebenfalls einem stark gelben Farbstoff, und von »Flor« für Blüte.

#### Herkunft

Die Distelpflanze stammt aus dem Nahen Osten, aus Indien, Japan und dem Mittelmeerraum. Die größten Anbaugebiete liegen heute in Nord- und Südamerika sowie in Australien.

#### Eigenschaften

Ein kaltgepresstes, naturbelassenes Distelöl ist von goldgelber Farbe und schmeckt leicht nussig. Es eignet sich für Rohkost, Salate, Mayonnaisen, aber auch zum Dünsten, Kochen und Kurzbraten.
Da Distelöl nur Spuren von Linolensäure (unter 0,2 Prozent) aufweist, ist es sehr gut haltbar und wird zur Herstellung von Margarine und Mayonnaise verwendet.

## Distelöl in der Naturheilkunde

- Distelöl hat in den vergangenen Jahrzehnten weltweit an Bedeutung zugenommen, vor allem wegen des sehr hohen Gehalts an zweifach ungesättigten Fettsäuren (75 bis 80 Prozent). Es ist darin Spitzenreiter unter den Ölen. Distelöl eignet sich ausgezeichnet, um einen erhöhten Cholesterinspiegel zu senken und Arteriosklerose vorzubeugen.
- Das Öl enthält außerdem reichlich Vitamin E (46 Milligramm pro 100 Milliliter). Das schützt vor vorzeitigen Alterserscheinungen und oxidativen Prozessen in den Zellen.

**Probieren Sie doch einmal Mayonnaise mit Distelöl. Der leicht nussige Geschmack des Öls passt gut zu vielen Gerichten.**

### Äußerliche Anwendung

Distelöl eignet sich zur Herstellung von Cremes und Körperpflegemitteln.

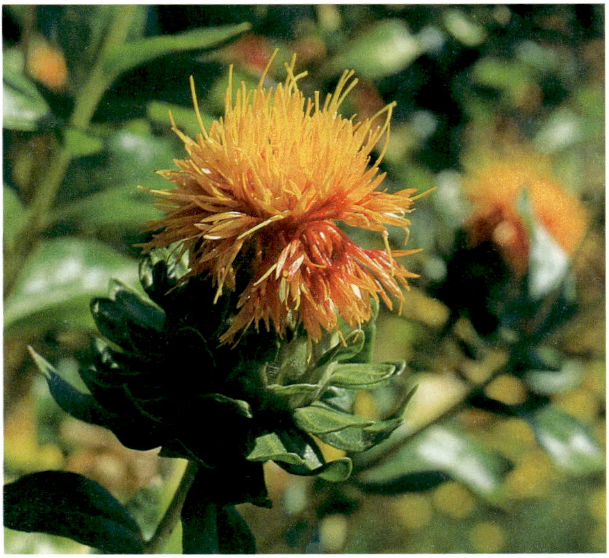

*Warm leuchtend und mit viel Vitaminpower steht die Färberdistel in der Natur. Ihr Öl ist hervorragend geeignet für eine cholesterinarme Ernährung.*

## Erdnussöl

Erst wenn der Erdnussstrauch verblüht ist, werden die Fruchtstiele immer länger und bohren sich schließlich in den Boden. Im Erdreich reifen dann die fett- und eiweißreichen Früchte, die Erdnüsse (Arachis hypogaea), heran. Ihre holzigen Hülsen müssen vor der Ölverarbeitung entfernt werden.
Erdnüsse sind übrigens keine Nüsse, sondern Hülsenfrüchte. Die alten Bezeichnungen für die Erdnuss lauten »Erdmandel«, »Erdeichel« oder »Aschantinuss«.

**»Peanuts« sind nicht nur für Comics und manche Banken wichtig, auch in der gesunden Ernährung spielen sie eine wichtige Rolle.**

### Herkunft

Die Erdnusspflanze stammt aus Zentralbrasilien. Heute werden die Sträucher in großem Stil in Indien, China, West- und Mittelafrika sowie in den USA angebaut.

### Eigenschaften

Erdnussöl ist oxidationsbeständig, d.h., es wird nicht leicht ranzig. Außerdem ist es hitzestabil. Daher eignet es sich auch zum Frittieren und Kochen.
Die für Erdnussöl typischen Arachin-, Behen- und Lignozerinsäuren bewirken bei niedrigen Temperaturen (unter 13 °C) eine Trübung und Verdickung. Diese Trübung beeinträchtigt jedoch in keiner Weise die Ölqualität und lässt sich durch kurzes Erwärmen beseitigen. Erdnussöl sollte aus diesem Grund nicht im Kühlschrank aufbewahrt werden.

## Ideal für Salate, Rohkost und Fernöstliches

Das Pflanzenöl mit dem typischen Erdnussgeschmack harmoniert zu Salaten, Rohkost und verfeinert Gerichte der fernöstlichen Küche. Auf heißem Toastbrot ergeben sich ganz neue und spannende Geschmacksnoten.

## Erdnussöl in der Naturheilkunde

Erdnussöl ist reich an einfach und zweifach ungesättigten Fettsäuren und daher zur Senkung des Cholesterinspiegels und zur Arteriosklerosevorbeugung geeignet. Die Verwendung von Erdnussöl in der Küche ist angezeigt bei:

- Hautproblemen
- Herz-Kreislauf-Erkrankungen
- Stoffwechselstörungen.

Viele Menschen bevorzugen Erdnussöl wegen seines guten Geschmacks für die Ölziehkur.

**Für die Ölziehkur eignet sich auch Erdnussöl. Manche Menschen mögen diesen Geschmack lieber als den des hierfür gebräuchlichen Sonnenblumenöls.**

### Äußerliche Anwendung

Reines Erdnussöl lässt sich gut für die Selbstherstellung von pflegenden Cremes, Massageölen und Packungen verwenden. Erdnussöl zieht gut in die Haut ein und ist lange haltbar.

### Erdnussbutter

Vielleicht kennen Sie von Ihrem letzten Urlaub in den USA die dort sehr populäre Erdnussbutter (»peanut butter«). Erdnussbutter enthält – wenn auch in schwächeren Konzentrationen – all die gesunden Heilstoffe von Erdnussöl.

- Probieren Sie doch einmal Erdnussbutter als Ersatz für die allmorgendliche Butter beim Frühstück: Heißer Vollkorntoast mit Erdnussbutter und einem Klecks Gelee ist eine wahre Köstlichkeit.
- Backen Sie einmal einen Erdnusskuchen (oder einen Nusskuchen). Verwenden Sie statt Margarine oder Butter einfach Erdnussbutter. Dies ergibt eine neue und interessante Geschmacksvariante.

## Haselnussöl

Haselnüsse kann man als Knabberkerne oder in Müslis verzehren, sie tauchen in Broten und Backwaren auf, sie bilden die Basis von Süßigkeiten (Nugat, Krokant), Nusscreme (z. B. Nutella oder andere Marken), Nusslikör, Speiseeis und natürlich von feinem Nussöl.

**Haselnüsse und das daraus gewonnene Öl sollen eine liebessteigernde Wirkung haben. Unerwünschte Nebenwirkungen à la Viagra sind hierbei sicher ausgeschlossen.**

### Herkunft

Haselnüsse zählten vor ca. 8000 Jahren zu den bedeutendsten Nahrungsmitteln in Europa. Man nennt diese Epoche auch die »Haselzeit«.

### Ein Öl aus Europa

Haselnussöl gilt als Kostbarkeit unter den Ölen. Ausgangsprodukt des Öls ist die Haselnuss (Corylus avellana), die einzige echte Nuss mit dem Ursprungsland Europa. Heute wird das Speiseöl vorwiegend in Süd- und Mitteleuropa sowie in Kleinasien gewonnen.

### Eigenschaften

Vor dem Pressen werden die Früchte bei 70 °C etwa 15 Minuten lang geröstet. Daher der unverwechselbare Geschmack, der in Vollwertgerichten und Salaten besonders gut zur Geltung kommt. Das nur begrenzt haltbare Öl ist auch für Desserts wie Crêpes und Obstsalate gut geeignet.

### Haselnussöl als Aphrodisiakum

Im Ayurveda wird Haselnüssen und dem daraus gewonnenen Öl eine Stärkung der Sexualkräfte nachgesagt. Auch im europäischen Raum galten Haselnüsse früher als Aphrodisiakum. Hildegard von Bingen meinte sogar: »Der Haselbaum ist ein Sinnbild der Wollust.«

## Gesund mit Haselnussöl

Andere Heilkundige empfahlen Haselnüsse dagegen jahrhundertelang als Heilmittel bei Bleichsucht und Blutarmut, was auf den hohen Gehalt an Enzymen, Mineralstoffen (u. a. Mangan, Schwefel, Eisen) und Vitaminen der B-Gruppe zurückzuführen ist.
Haselnüsse und das daraus gewonnene Öl sollen die Lunge stärken und den Auswurf fördern, also bei Husten Linderung verschaffen. Haselnüsse bewirken auch, dass der Blutdruck steigt.

**Haselnussöl ist nicht lange haltbar. Kaufen Sie daher immer nur kleine Mengen.**

### Äußerliche Anwendung

Haselnussöl ist beliebter Zusatz in Cremes, Lippenstiften, Massage- und Badeölen. Es dient der allgemeinen Hautpflege und wird wegen seines angenehmen Dufts geschätzt.

## Kürbiskernöl

Wissenschaftlich gesehen zählen Kürbisse zu den Beerenfrüchten. Die Früchte, die mehrere hundert Kilogramm (!) schwer werden können, sind die größten und schwersten Exemplare in der Pflanzenwelt.
Der spezielle Ölkürbis (Cucurbita pepo) ist eine Sonderzüchtung der normalen Kürbisse. Der Ölkürbis enthält nur wenig Fruchtfleisch, dafür aber viele ergiebige Ölkerne.

### Herkunft

Die Heimat des Kürbisses ist das tropische Amerika. Heute erfolgt der Anbau vor allem in Ungarn, im ehemaligen Jugoslawien und in Südrussland.

## Steirisches Kernöl

Ein besonders hochwertiges Kernöl kommt aus Österreich, speziell der Steiermark. Es wird aus schalenlosen Kernen gewonnen, die leichter auspressbar und sehr ergiebig sind. Die Kerne werden vor dem Pressen geröstet. Diese Art der Herstellung erzeugt den unverkennbaren nussigen und intensiven Geschmack.

**In Amerika waren es die Kürbisse, die als energiereiches und wohlschmeckendes Nahrungsmittel der ersten Stunde kultiviert wurden. Höhlenfunde belegen, dass die Indios schon vor mehr als 10 000 Jahren die öl- und eiweißreichen Kürbiskerne nutzten.**

### Eigenschaften

Kürbiskernöl zeichnet sich durch seine grüne Farbe und die dickflüssige Konsistenz aus. Es rundet alle grünen Salate, würzige Saucen, Mayonnaisen und pikante Salate (Kartoffel-, Wurst-, Fleisch-, Eiersalate) ab. Um seine wertvollen Inhaltsstoffe zu schonen, sollte es nur kalt verwendet werden.

## Kürbiskernöl in der Naturheilkunde

- In der Volksmedizin wird das Kürbiskernöl seit jeher zur Vorbeugung und als Heilmittel bei Blasen- und Nierenleiden sowie Prostatabeschwerden geschätzt.
- Die Wirkstoffe der Kürbissamen normalisieren und kräftigen die Muskulatur der Blase und können (gutartigen) Prostatavergrößerungen entgegenwirken. Beschwerden beim Wasserlassen werden damit erfolgreich behandelt. Kürbiskerne und das Öl wirken harntreibend, krampflösend und entzündungshemmend.

### Mit Kürbiskernöl erfolgreich gegen Bandwürmer

Eine im Öl enthaltene seltene Aminosäure, das Cucurbitin, ist ein sanftes Therapeutikum gegen Bandwürmer, das besonders empfohlen wird, wenn der Körper aufgrund einer Krankheit geschwächt ist und nicht zusätzlich durch Medikamente belastet werden soll.

## Gute Nerven durch Kürbiskernöl

Viele Vitamine und Mineralstoffe im Kernöl entwässern, wirken nervenstärkend, kräftigen Muskeln und Bindegewebe und normalisieren ganz allgemein den Zellstoffwechsel.

**Mit ein paar Tropfen Aromaöl können Sie dem Kürbiskernöl eine ganz neue Duftnote verleihen.**

## Äußerliche Anwendung

Massagen und Einreibungen mit Kürbiskernöl wirken schmerzlindernd bei Kopf- und Rückenschmerzen, Muskelkater, Hexenschuss, Verspannungen und rheumatischen Beschwerden.
Für ein Massageöl verrühren Sie 100 Milliliter Kernöl mit je 50 Milliliter Distelöl und Olivenöl. Die Zugabe von einigen Tropfen eines ätherischen Öls nach Wahl verschafft dem Gemisch eine besondere Duftnote.

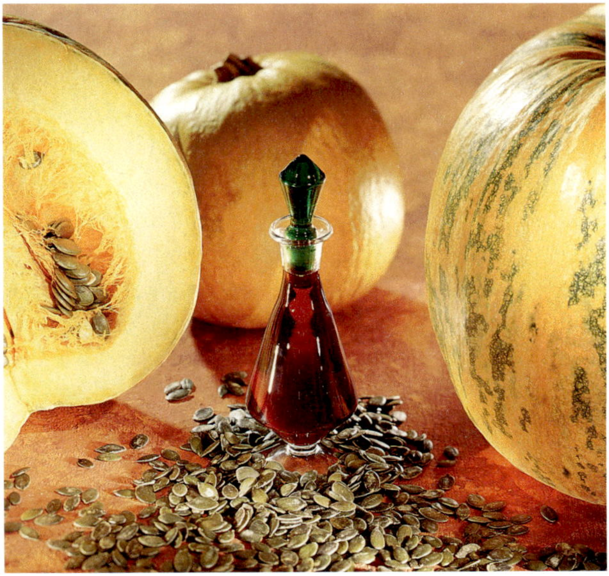

*Manchmal sind es ganz einfache Dinge – allerdings in hoher Qualität –, die das Leben lebenswert machen: Kernöl, am besten aus der Steiermark, mit warmen Pellkartoffeln schmeckt einfach köstlich.*

## Leinöl

Die Heimat des Flachses, aus dessen Samen das Leinöl gewonnen wird, ist vermutlich der Orient. Die ältesten Funde stammen aus Syrien und datieren auf 6000 v. Chr. Bereits im alten Ägypten gab es große Flachskulturen.

Leinöl wird aus den Samen der Leinpflanze (Linum usitatissimum) gewonnen. Linum usitatissimum heißt auf Deutsch »viel gebrauchtes Lein«. Das ist ein Hinweis auf die vielseitige Verwendbarkeit der Pflanze als Textilfaser, Farbenbasis, Holzpflegemittel und Speiseöl.

### Herkunft

Lein (aus dem Keltischen: lin = Faden) kennen viele unter dem Namen »Flachs«. Flachs bzw. Lein ist eine der ältesten heimischen Kulturpflanzen. Hauptanbaugebiete sind heute Argentinien, die USA und die Staaten der Russischen Föderation.

### Eigenschaften

Aus den blauen Blüten der Leinpflanze entwickeln sich die Fruchtknoten und schließlich runde Kapseln mit ölhaltigen braunen Samenkörnern. Das Öl hat einen leicht bitteren Eigengeschmack, ist von dunkelgelber Farbe und wird nur durch Kaltpressung gewonnen.
Wegen des hohen Gehalts an Alpha-Linolensäure ist Leinöl nur begrenzt haltbar und sollte innerhalb von drei bis sechs Wochen verbraucht werden. Kaufen Sie am besten immer nur kleine Mengen ein.
Leinöl sollte möglichst der kalten Küche vorbehalten bleiben und heißen Speisen erst nach der Zubereitung zugegeben werden.

## Leinöl in der Naturheilkunde

Von allen pflanzlichen Ölen enthält Leinöl den mit Abstand höchsten Anteil an lebenswichtigen dreifach ungesättigten Fettsäuren (Linolensäuren oder Omega-3-Fettsäuren).

Diese Fettsäuren sind unerlässlich für die Bildung von Gewebehormonen (Prostaglandinen), für den Transport von Sauerstoff und dessen Verwertung in den Membranen der Zellen.

**Durch seine Schleimstoffe eignet sich Leinöl hervorragend zur Behandlung von Atembeschwerden wie Husten, Heiserkeit, Bronchialkatarrh und Asthma.**

### Nahrung für starke Nerven

Leinöl ist reich an wertvollen Fettbegleitstoffen wie z. B. Lezithin und Schleimstoffen. Lezithin ist unentbehrlich für den Zellstoffwechsel und eine wichtige Nervennahrung.

## Ein natürliches Abführmittel

Die im Leinöl enthaltenen Schleimstoffe wirken sich bei Magen-Darm-Erkrankungen günstig aus. Die leicht abführende Wirkung des Leinsamens wird durch diese Schleimstoffe hervorgerufen. Das Öl aus der Leinsaat ist ein mildes und doch wirksames Stuhlregulierungsmittel, das Fäulnis- und Gärungsprozessen im Darm entgegenwirkt.
In der Volksmedizin wird Leinöl hauptsächlich eingesetzt bei:

- Asthma bronchiale
- Husten, Heiserkeit und Bronchialkatarrh
- Gallensteinen

Bei Gallenkoliken verordnen manche Heilpraktiker ein bis drei Esslöffel des Öls als erste Hilfe.

### Diät mit Leinölquark

Eine mehrtägige Diät auf der Basis von Leinölquark mit Pellkartoffeln empfiehlt sich zur Entschlackung und als Reduktionskost, ebenso bei Verdauungsproblemen, Magenbeschwerden und Funktionsstörungen von Leber und Gallenblase.

*Mais ist als Viehfutter und für Popkorn eigentlich viel zu schade. Maiskeimlinge liefern reichlich Mineralstoffe und das wichtige Nervenmittel Lezithin.*

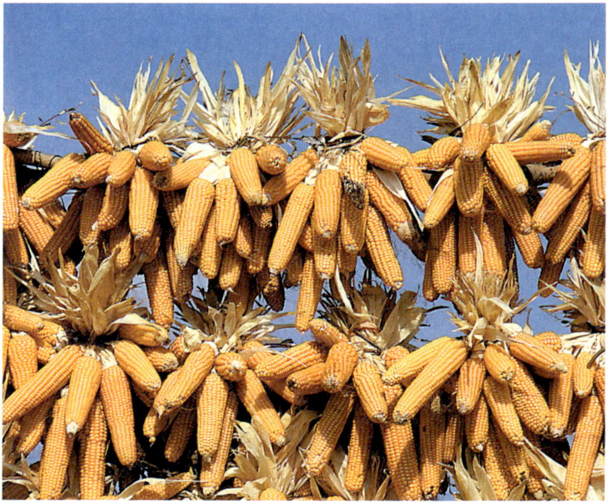

## Äußerliche Anwendung

Leinöl trägt man äußerlich auf bei rauen Händen, Hautschrunden, abklingender Schuppenflechte, trockenen Hautausschlägen und bei Gürtelrose (Herpes zoster). Das Öl lindert den Juckreiz und beschleunigt den Heilungsprozess.

**Zahlreiche Hautprobleme lassen sich mit Leinöl mildern und behandeln. Selbst Hühneraugen und Warzen verschwinden, wenn man sie mit Leinöl bepinselt.**

Ein Leinölumschlag, der über Nacht einwirken muss, gilt als altes Hausmittel bei Krampfadern.
Auch Hühneraugen und Warzen sollen verschwinden, wenn man sie über einen längeren Zeitraum zweimal täglich mit Leinöl bepinselt.

## Entzündungen klingen ab

Furunkel und Abszesse heilen mit Leinöl rascher ab. Man mischt einen Esslöffel zerriebene Leinsamen mit etwas Leinöl und trägt dies auf die betroffene Stelle auf. Mit einer Mullbinde oder einem Tuch über Nacht locker abdecken.

## Maiskeimöl

Das Maiskeimöl wird aus den fettreichen Maiskeimlingen, den weißen Trieben an den Maiskörnern, gewonnen. Die Maispflanze (Zea mays) wird seit gut 3000 Jahren angebaut und kultiviert.

### Herkunft

Maispflanzen wurden vermutlich zuerst in Mexiko und Peru angebaut. Bohnen und Mais waren für die indianische Bevölkerung lange Zeit die wichtigsten Grundnahrungsmittel. Nach der Entdeckung Amerikas kam Mais nach Europa und Afrika. Die Hauptanbaugebiete von Mais liegen heute in den USA, in Indien, Südafrika und den Staaten der Russischen Föderation.

**Heute wird Mais vor allem als Viehfutter angebaut. Junger süßer Mais ist jedoch eine schmackhafte Alternative zu traditionellen Gemüsesorten.**

### Eigenschaften

Die Maiskeimlinge enthalten das seltene Vitamin K, das wichtig für die Blutgerinnung ist. Zudem verfügen sie über reichlich Mineralstoffe, Kalium, Kalzium, Phosphor, Eisen, Fluor, Magnesium, Natrium, Kieselsäure und Selen.
Maiskeimöl ist reich an der Nervennahrung Lezithin. Wegen des hohen Anteils an antioxidativ wirkendem Vitamin E ist es sehr gut haltbar.

## Eigenwilliger Geschmack

Maiskeimöl hat einen intensiven, eigenwilligen Geschmack und wird daher oft raffiniert (hellgelb) angeboten. Wem der Geschmack des kaltgepressten Öls (goldgelb) zu dominant ist, kann es mit anderen Ölen wie Distel- oder Sojaöl mischen. Maiskeimöl passt gut zu Getreidegerichten (Grünkern) und Gemüsesalaten, es eignet sich zum Kochen, Backen und Braten.

## Maiskeimöl in der Naturheilkunde

Die Blätter des Maises besitzen wundheilende Wirkung. Diese nutzten schon die Seefahrer zur Zeit von Kolumbus.

▶ Maiskeimöl wird in der Volksmedizin eine Heilwirkung bei Heuschnupfen, Asthma und Migräne zugeschrieben. Wer unter diesen chronischen Erkrankungen leidet, soll ein- bis dreimal täglich einen Esslöffel Maiskeimöl entweder pur zu sich nehmen oder ihn kalt den Speisen bzw. einem Glas Gemüsesaft beifügen.

▶ Die gleiche Behandlung soll etwa einen Monat lang derjenige durchführen, der unter körnigen Rändern an den Augenlidern leidet.

▶ Nehmen Sie zweimal täglich einen Esslöffel Maiskeimöl ein. Das lässt trockene, schuppige Hautausschläge leichter abheilen.

▶ Zusätzlich reiben Sie die betroffenen Hautstellen mit Maiskeimöl ein.

▶ Wer regelmäßig in der Küche Maiskeimöl verwendet, tut das Beste gegen brüchige Haare und gegen lästige Haarschuppen.

### Ölhaarwäsche mit Maiskeimöl

Eine Haarpackung mit warmem Maiskeimöl ein- bis zweimal im Monat sorgt für gesunde und glänzende Haare.

- Erwärmen Sie hierzu das Öl, tragen Sie es auf Haare und Kopfhaut auf, und lassen Sie es eine Weile, am besten über Nacht, einwirken.
- Das Kopfkissen sollten Sie mit einem großen Frottiertuch abdecken.
- Anschließend die Haare mit Babyshampoo zweimal waschen.

Diese schonende Ölhaarwäsche macht jedes Haar wunderbar weich und glänzend.

## Mandelöl

Mandelöl wird meist aus den Ölen zweier Mandelsorten gemischt. Man gebraucht hierfür:

- Süßmandelöl (Prunus amygdalus var. dulcis)
- Bittermandelöl (Prunus amygdalus var. amara)

Manchmal wird Mandelöl aber auch ausschließlich aus Süßmandeln gepresst.

### Herkunft

Mandelbäume pflanzte man früher auch in Deutschland an. Die heutigen Anbaugebiete liegen in Südeuropa, Marokko, Kalifornien und im Iran.

### Eigenschaften

Mandelöl enthält viel Vitamin A, B und E sowie die Mineralstoffe Kalium, Phosphor, Kalzium, Magnesium, Schwefel, Natrium und Eisen.
Die Farbskala des Öls reicht von Hell- bis Dunkelgelb. Mandelöl ist von angenehmem Geruch und süßlichem Geschmack.

**Der exquisite Geschmack der Mandeln macht das Mandelöl so begehrt. Vor allem mit Süßspeisen harmoniert dieses Aroma ausgezeichnet.**

### Edle Geschmacksnote für Süßspeisen

Mit Mandelöl verfeinert man Süßigkeiten, Desserts und Obstsalate sowie Feinschmeckergerichte. Es ist sehr gut haltbar und lässt sich hervorragend mit ätherischen Ölen mischen.

## Mandelöl in der Naturheilkunde

Gemäß dem naturheilkundigen Pfarrer Kneipp sollte süßes Mandelöl »unter den Ölen der Hausapotheke einen der ersten Plätze einnehmen. Es wirkt bei verschiedenen Leiden und Gebrechen, innerlichen wie äußerlichen, lindernd, kühlend, lösend.«

▶ Bei Verschleimungen der Bronchien, Appetitmangel, Magenbeschwerden und Verdauungsstörungen sowie bei Entzündungen, insbesondere Lungenentzündung, riet Kneipp, täglich drei bis vier Teelöffel Mandelöl einzunehmen. Auch als Abführmittel bei Kindern leistet es gute Dienste.

**Mandelöl mit Kleie ergibt eine wirksame, sanfte und natürliche Creme für die Hautreinigung. Sie können diese Mischung selbst herstellen oder als Fertigprodukt in Apotheken und Reformhäusern kaufen.**

## Äußerliche Anwendung

Bei Ohrenschmerzen, die durch Zugluft oder Erkältung hervorgerufen werden, bei Ohrensausen und verhärtetem Ohrenschmalz empfahl Pfarrer Kneipp, sechs bis acht Tropfen Mandelöl in das Ohr zu träufeln und es mit etwas Watte zu verstopfen. Das wirke schmerzstillend und pfropflösend.

Für Prellungen, Blutergüsse und gerötete Stellen infolge Wundliegens empfahl Pfarrer Kneipp regelmäßige Einreibungen mit Mandelöl.

### Natürliche Hautcremes mit Mandelöl

Mandelöl ist ein hervorragendes Hautpflegemittel für trockene, empfindliche reife Haut und auch für ganz junge Babyhaut.

- Auf Basis von Mandelöl können Sie Pflegepräparate leicht selbst anrühren.
- Mandelöl ist hautverträglich und zieht gut in die Haut ein.
- Mandelöl glättet Falten und spröde Hautstellen.
- In Präparaten zur Hautpflege wird stets süßes Mandelöl benutzt, das Sie in Apotheken und Reformhäusern erhalten.
- Dieses Öl wird auch industriell für kosmetische und pharmazeutische Erzeugnisse, für Bade- und Massageöle verwendet.

## Olivenöl

Olivenöl wird aus den reifen Früchten des immergrünen Olivenbaums bzw. Ölbaums (Olea europaea) gewonnen. Der knorrige Baum kann bis zehn Meter Höhe und fünf Meter Umfang erreichen. Die ersten kleinen ovalen Steinfrüchte wachsen erstmals nach 10 bis 15 Jahren. Zwischen dem 25. und 100. Lebensjahr bringen Olivenbäume ihren größten Ertrag.

Es gibt Olivenbäume, die älter als 1000 Jahre sind. Im Garten Gethsemane, am Fuß des Ölbergs bei Jerusalem, stehen fünf Ölbäume, die schon Zeugen der Gefangennahme Jesu gewesen sein sollen. Die Ölgewinnung ist im Prinzip seit Jahrtausenden gleich. Die Oliven werden zerkleinert, geknetet und gepresst.

**Schon im alten Ägypten wurde Olivenöl vielseitig verwendet. Es war Nahrungsmittel, Schönheitsmittel und Brennstoff – und auch die heilende Wirkung des Öls war bekannt. So wurden früher Verletzungen mit Olivenöl behandelt.**

### Herkunft

Olivenbäume gedeihen vor allem im Mittelmeerraum. In Italien werden 2,3 Millionen Hektar und in Griechenland 520 000 Hektar bewirtschaftet.

### Eigenschaften

Olivenöl ist dickflüssig, von gelb- bis dunkelgrüner Farbe und enthält das fein-fruchtige Aroma der Oliven.

Dieses Pflanzenöl ist vielseitig verwendbar für Salate, Saucen und alle Nudelgerichte. Es passt zu mediterranen Kräutern (Salbei, Basilikum, Oregano etc.), zu Fisch, Fleisch und eignet sich zum Einlegen von Käse, Knoblauch und Gemüse. Die Mittelmeerküche ist ohne Olivenöl gar nicht denkbar.

Wegen des hohen Anteils an einfach ungesättigten Fettsäuren ist Olivenöl im Gegensatz zu anderen Vollwertölen auch zum Braten geeignet. Es sollte aber nicht bis zum Rauchpunkt (um 180 °C) erhitzt werden.

## Olivenöl in der Naturheilkunde

Olivenbauern halten ihr Öl für das gesündeste Öl der Welt. Tatsache ist, dass in den Ländern rund ums Mittelmeer, wo fast ausschließlich mit Olivenöl gekocht wird, Herz-Kreislauf-Erkrankungen seltener vorkommen als in Deutschland. Kreta hat beispielsweise die niedrigste Herzinfarktrate ganz Europas. Das liegt aller Wahrscheinlichkeit nach an der cholesterinsenkenden Eigenschaft des Olivenöls, die nach neuesten Forschungen auf den hohen Anteil an einfach ungesättigten Fettsäuren (78 Prozent) zurückzuführen ist.

**Zum Braten können Sie auch Olivenöle aus zweiter und dritter Pressung verwenden, die preiswerter sind. Für Salate und Rohkost empfiehlt sich jedoch nur Olivenöl aus der ersten Pressung.**

## Den Cholesterinspiegel verbessern

Auch wenn viele Experten noch uneinig sind, welche Art der ungesättigten Fettsäuren den stärksten cholesterinsenkenden Effekt entfaltet, ist die positive Wirkung der ungesättigten Fettsäuren an sich unstrittig.

Die einfach ungesättigten Fettsäuren bewirken eine Senkung des »bösen« LDL-Cholesterins im Blut, das zu fett- und cholesterinreichen Ablagerungen in den Gefäßen führen kann. Zusätzlich erhöhen sie die HDL-Werte des Bluts, die »guten« Cholesterinwerte. Hohe HDL-Werte sorgen dafür, dass Cholesterin von den Arterienwänden entfernt und zur Leber abgeleitet wird.

## Gesund essen wie in Italien

Kochen mit Olivenöl beugt hohem Blutdruck, Herz- und Kreislauferkrankungen sowie Arteriosklerose wirksam vor. Das betonen international anerkannte Kardiologen schon seit langem. Voraussetzung für die Wirksamkeit des Olivenöls ist allerdings, dass man das Öl über einen längeren Zeitraum – möglichst anstelle tierischer Fette – konsumiert.

## Innerliche Anwendung

Olivenöl ist ein traditionelles Heilmittel für Leber und Gallenblase. Es fördert die Gallensekretion und wirkt verdauungsanregend. Bei Stoffwechselstörungen der Leber sollte daher regelmäßig Olivenöl zum Kochen und Braten gebraucht werden.

Pfarrer Kneipp verordnete sieben Tage lang den Genuss von 75 Gramm Olivenöl täglich, um Gallensteine abzutreiben. Bei einer Gallenkolik sollten, bis der Arzt eintrifft, jede Stunde zwei bis drei Esslöffel Olivenöl eingenommen werden.

- Olivenöl beugt Sodbrennen vor.
- Der regelmäßige Genuss von Olivenöl kann den vorzeitigen Alterungsprozess verzögern.
- Olivenöl soll sogar der Entstehung von Brustkrebs vorbeugen.
- Olivenöl gilt auch als Mittel gegen Schnupfen, Erkältungen und Bronchitis.

**Die leichte Verdaulichkeit von Olivenöl macht es zur ersten Wahl für alle Salate und Rohkostgerichte.**

## Tipps für den Alltag

Olivenöl befreit die Mundschleimhäute von eingeatmeten Lösungsmitteln. Nach dem Hantieren mit Lack und Farbe ist es ratsam, den Mund etwa eine Minute mit etwas Olivenöl auszuspülen.

## Ayurvedische Empfehlung

In der indischen Ernährungswissenschaft Ayurveda wird Olivenöl wegen des hohen Gehalts an Vitamin A bei Mangelerscheinungen empfohlen. Ayurvedische Ärzte behandeln mit Olivenöl:

- Nachtblindheit
- Rachitis
- Schleimhauterkrankungen

### Entschlackungskur mit Olivenöl

Mit Olivenöl können Sie eine wirksame und sanfte Entschlackungskur durchführen. Diese Olivenölkur wirkt besonders auf Leber und Gallenblase.

- Nehmen Sie 14 Tage lang morgens auf nüchternen Magen ein bis zwei Esslöffel bestes kaltgepresstes Olivenöl ein.
- Wenn Ihnen Olivenöl pur nicht schmeckt, dann können Sie zur Geschmacksverbesserung ein bis zwei Tropfen Zitronensaft auf jeden Löffel geben.
- Sie können die Heilwirkung dieser Olivenölkur nachhaltig steigern, wenn Sie die Kur mehrmals im Jahr durchführen.

**Grüne und schwarze Oliven zum Essen haben meist mehr Fruchtfleisch und weniger Öl als die Oliven zur Ölgewinnung.**

### Äußerliche Anwendung

Schon in der Antike bereiteten Griechen und Römer heilende und pflegende Salben aus Olivenöl, Bienenwachs und Kräuteressenzen zu. Mit einer Wund- und Heilsalbe auf der Basis des Olivenöls stillte man Blutungen, man trug sie gegen Juckreiz, bei Verbrennungen, Hautkrankheiten, Kopfschmerzen, Gicht und Erschöpfungszuständen auf.

## Entspannende Ölmassagen

Ganzkörpermassagen mit Olivenöl dienten schon früher der Belebung und auch zur Hautpflege. Olivenöl ist heute noch die Basis vieler Massageöle. Es hat desinfizierende und heilende Eigenschaften.

Die Volksheilkunde empfiehlt, bei Ischiasschmerzen, bei Sehnenscheidenentzündung und rheumatischen Beschwerden die schmerzenden Stellen mit Olivenöl einzureiben.

Der Erfahrung nach lassen Olivenöleinreibungen auch Brüche und Entzündungen schneller heilen. Lassen Sie das Öl eine Zeit lang einziehen, und tupfen Sie den Überschuss ab.
Umschläge mit Olivenöl und Knoblauch werden in Italien bis heute bei Abszessen und Furunkeln, Nervenschmerzen und Verstauchungen angewendet.

## Ein klassisches Hausmittel

Eine Mischung aus Wein und Olivenöl ist in Italien ein bewährtes Hausmittel, das man bei Verbrennungen ersten Grades über die Wunde gießt. Diese Öl-Wein-Mischung fördert die Heilung und bewirkt, dass keine oder nur kleine Narben zurückbleiben.

- Regelmäßiges Einpinseln mit Olivenöl lässt Narben schneller abheilen.
- Gegen Schuppen hilft es, wenn man das Öl regelmäßig in die Kopfhaut einmassiert.

**Mit purem Olivenöl werden die klassischen Schönheitsbäder zubereitet. Mit ein paar Tropfen Aromaöl können Sie dem Badewasser eine zusätzliche Duftnote verleihen.**

## Ölbäder für sanfte und glatte Haut

Olivenöl beugt der Austrocknung der Haut und damit der Fältchenbildung vor. Olivenölbäder sind daher traditionelle Schönheitsbäder. Für kosmetische Zwecke ist das preiswertere Salatöl jedoch nicht geeignet.

### Rezepturen der Hildegard von Bingen

Die heilige Hildegard von Bingen (1098–1179) setzte in ihren naturheilkundlichen Rezepten ebenfalls Olivenöl ein: »Das Öl, aus der Frucht des Ölbaumes gepresst, … nützt für sehr viele Medikamente.«

- Zur Wundreinigung und bei Geschwüren verwendete Hildegard von Bingen Ölwein, ein Gemisch aus gutem Wein und reinem Olivenöl. Bei größeren Wunden werden zwei Leinentücher mit erwärmtem Ölwein (37 bis

40 °C) getränkt. Mit dem ersten Tuch säubert man die Wunde. Das zweite legt man als Kompresse auf und verbindet anschließend die Wunde. Bei kleinen Wunden rät die Äbtissin, kalten Ölwein zu verwenden.

▶ Bei eitrigen Entzündungen und Abszessen, die noch nicht geöffnet sind, empfahl die Äbtissin als »Zugpflaster« die Auflage eines Leinentuchs, das in Bienenwachs getaucht und mit etwas Olivenöl beträufelt wird: »Dadurch wird das Geschwür leichter erweichet und bricht mit weniger Schmerzen auf, die Säfte werden herausgefördert.«

▶ Bei rheumatischen Erkrankungen wie Gicht, Arthritis und bei anderen Schmerzzuständen empfahl die Heilige, Petersilie und das Kraut der Weinraute in Olivenöl zu braten und warm (auf einem Tuch) auf die schmerzende Stelle zu geben.

**Olivenöl fördert und beschleunigt die Wundheilung. Zugleich vermindert es die Narbenbildung. Diese Eigenschaften des Öls wurden schon von den römischen Kriegern oft genutzt.**

## Olivenöl zur Diagnose

Von zahlreichen Heilpraktikern und naturheilkundlichen Ärzten wird ein Test mit Olivenöl empfohlen, um eine zuvor gestellte Diagnose zu überprüfen. Dabei können u. a. Entzündungen, Brüche oder Verstauchungen gefunden werden.

Anwendung des Tests

- Diejenigen Körperteile, an denen eine Entzündung, ein Bruch oder eine Verstauchung vermutet wird, werden mit zimmerwarmem Olivenöl eingerieben, beispielsweise einzelne Gliedmaßen, die Wirbelsäule, die Lunge oder die Nierenregion.
- Wenn nun mit einem trockenen Tuch kräftig nachgerieben wird, dann röten sich die erkrankten Körperbereiche stärker als die gesunden. So kann man die Erkrankung lokalisieren.

## Olivenkernöl

Für Olivenkernöl werden nicht die Oliven selbst, sondern ausschließlich die zuvor gereinigten Olivenkerne ausgepresst.
Olivenkerne enthalten nur zehn bis zwölf Prozent Öl, im Gegensatz zum ölreichen Fruchtfleisch, das bis 25 Prozent Öl aufweist.
Kaltgepresstes Olivenkernöl ist gelb, warmgepresstes Öl grün. Olivenkernöl hat einen milden, süßlichen Geschmack.

**Raps hat eine steile Karriere vom Schmieröl über das Futtermittel zur Heilpflanze hinter sich. Hierzu musste jedoch zuerst der Gehalt an giftiger Erukasäure verringert werden.**

## Rapsöl

Rapsöl wird aus den Kugeln der Samenschoten von Winter- und Sommerraps (Brassica napus olifeira) gepresst. Die Pflanze wird bis zu eineinhalb Meter hoch und blüht orangefarben bis zitronengelb.

### Herkunft

Raps kam erst im 18. Jahrhundert von England, Flandern und Holland nach Deutschland. Zunächst wurde Rapsöl als Brennöl für Lampen, als Schmieröl, Lederfett und für Schmierseife verwendet.

### Risikofaktor Erukasäure

Das Rapsöl erlangte erst größere Bedeutung als Speiseöl, nachdem sein Gehalt an Erukasäure reduziert werden konnte (von ursprünglich 40 bis 60 Prozent auf etwa ein Prozent heute). An Tieren hatte man festgestellt, dass erukasäurereiches Rapsöl zu krankhaften Veränderungen der Zellen des Herzmuskels führen kann. Dieser Risikofaktor ist heute ausgeschaltet.

## Eigenschaften

Rapsöl ist hitzebeständig und hat ein frisches, mildes Aroma. Es unterstreicht den Geschmack vieler Kartoffelgerichte und kann gut mit eingelegten Gewürzen variiert werden.

**Bei Arthritis empfiehlt die Volksmedizin, die Salatsauce mit Rapsöl anzumachen.**

## Rapsöl in der Naturheilkunde

- Wegen seines hohen Anteils an einfach ungesättigten Fettsäuren (bis 65 Prozent) wird Rapsöl auch das Olivenöl der Deutschen genannt. Wie Olivenöl beugt auch Rapsöl arteriellen Beschwerden vor.
- Reichlich Vitamin E schützt die Arterien vor Ablagerungen und bekämpft wirksam freie Radikale.
- Rapsöl enthält viel Vitamin A, das in der indischen Ernährungslehre Ayurveda als Schutz vor Schleimhauterkrankungen und Mangelkrankheiten wie Rachitis empfohlen wird.
- Die Volksmedizin empfiehlt Menschen, die unter Gelenkbeschwerden oder Arthritis leiden, vorwiegend Rapsöl an den Salat zu geben.

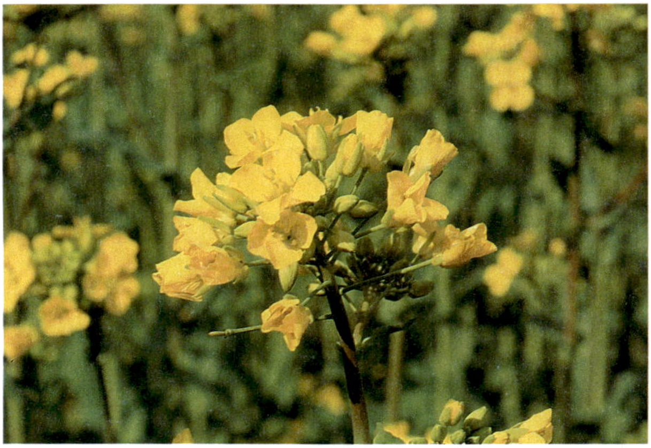

*Blühende Landschaften – riesengroße goldgelbe Rapsfelder säumen im frühen Sommer nicht nur deutsche Autobahnen.*

## Rizinusöl

Rizinusöl wird aus den Samen der Rizinuspflanze (Ricinus communis) gewonnen, den Rizinusbohnen. Botanisch zählen die Rizinuspflanzen zu den Wolfsmilchgewächsen. In unseren Breiten sieht man sie nur als Ziersträucher unter der Bezeichnung »Christpalme« oder »Palma Christi«. Der Name leitet sich von der Form ihrer Blätter ab, von »palma« = Handfläche. Weil der Rizinusbaum so rasch emporschießt, wird er im Volksmund auch Wunderbaum genannt. Rizinusöl ist dickflüssig, leicht gelb bis grünlich gefärbt. Es dient nicht als Speiseöl. Raffiniertes Rizinusöl ist sehr lange haltbar.

### Herkunft

Der Ursprung der Rizinuspflanze liegt in Indien, Afghanistan und im tropischen Afrika. Auch heute ist Rizinus als Ölpflanze nur in wärmeren Regionen von Bedeutung, denn nur dort gelangen die Samen zur Reife. Der Hauptanbau erfolgt heute in Indien, China, Thailand und Brasilien.

**Als klassisches Mittel der Hausapotheke brachte Rizinusöl seit alters den Stuhlgang wieder in Schwung.**

### Eigenschaften

»Man kann nicht Volksmedizin studieren, ohne sich über kurz oder lang mit der vielseitigen therapeutischen Verwendbarkeit des Rizinusöls zu befassen«, schrieb der US-amerikanische Mediziner Dr. D. C. Jarvis, der volksheilkundliche Behandlungsmethoden in den USA gründlich erforschte. Rizinusöl wird als traditionelles volksmedizinisches Heilmittel äußerlich wie innerlich angewendet. Noch vor wenigen Jahrzehnten gehörte in jede gute Hausapotheke ein Fläschchen Rizinusöl. Rizinusöl erhalten Sie heute in Apotheken und Reformhäusern.

## Achtung, tödliche Gefahr!

Rizinussamen enthalten giftige Eiweißverbindungen, Rizinin und vor allem Rizin. Sie dürfen roh nicht verzehrt werden, denn 10 bis 20 Samen können genügen, um einen Menschen zu töten. Bei der Ölgewinnung durch chemische Extraktion und anschließende Wasserbedampfung werden die Toxine entfernt. Das fertige Öl ist dann absolut giftfrei.

## Haut- und Haarpflegemittel

Rizinusöl hat eine alte Tradition als Hautpflege- und Haarwuchsmittel. Schon die alten Ägypter fabrizierten aus Rizinusöl pflegende Cremes. Die pharmazeutische Industrie stellt heute noch auf der Basis des Rizinusöls Haarwasser, Lippenstifte und Sonnenöle her.

**Lange und dichte Wimpern werden mit Rizinusöl gefördert. Hierzu trägt man täglich etwas Öl auf.**

## Rizinusöl in der Naturheilkunde

Schon fast sprichwörtlich berühmt ist Rizinusöl für seine abführende Kraft, aber auch für seine entwässernde und entschlackende Wirkung auf die Gewebe.

Die abführende Wirkung beruht auf der Rizinolsäure, aus der das Öl zu bis zu 90 Prozent besteht. Rizinusöl ist häufig Bestandteil pharmazeutischer Abführmittel. Durch die Aufspaltung des Öls im Dünndarm entstehen Stoffe, die die Muskelbewegung des Darms anregen. Hinzu kommt die Gleitwirkung des Öls.

Wer unter akuter Verstopfung leidet, nimmt normalerweise einen Esslöffel Rizinusöl, mehr als zwei sollten es keinesfalls sein. Für die Daueranwendung ist das Öl jedoch nicht geeignet.

Bitte beachten Sie: Bei chronischer Verstopfung – wenn der Stuhlgang also länger als eine Woche ausbleibt – sollten Sie unbedingt einen Arzt konsultieren.

## Äußerliche Anwendung

- Morgendliches und abendliches Einreiben von Warzen mit Rizinusöl soll diese zum Verschwinden bringen.
- Bei leichteren Verletzungen, Schnittwunden, Hautabschürfungen sowie bei Entzündungen der Brustwarzen und Hämorrhoiden fördert Rizinusöl die Heilung.
- Zur Stärkung des Haarwuchses sind Ölkuren und Ölhaarwäschen mit Rizinusöl empfehlenswert. Wer unter Schuppen leidet, sollte vor jeder Haarwäsche etwas Rizinusöl in die Kopfhaut einmassieren und eine Zeit lang einwirken lassen.
- Wimpern und Augenbrauen werden dichter und kräftiger, wenn man sie regelmäßig vor dem Zubettgehen mit Rizinusöl abbürstet.
- Ölbäder für die Hände mit Rizinusöl machen die Haut weich und lassen Alters- und Leberflecken verblassen. Zusätzlich morgens und abends die Hände mit Rizinusöl eincremen. Schlecht verheilende Narben zweimal täglich mit warmem Rizinusöl abreiben.
- Müde und brennende Füße abends vor dem Schlafengehen mit Rizinusöl massieren. Darüber Baumwollsocken anziehen und über Nacht anbehalten. Morgens ist die Haut samtweich, die Schmerzen sind verschwunden. Wer aufgesprungene Hände hat, geht ebenso vor, zieht aber über Nacht Baumwollhandschuhe über.
- Bauchumschläge mit Rizinusöl empfiehlt die Volksmedizin, um das Immunsystem zu stärken. Dieses alte Hausmittel dient auch zur Anregung der Verdauung und zur Entschlackung. Man erhitzt das Rizinusöl, tränkt ein Tuch damit und legt es auf den Leib. Darüber legt man eine Wärmflasche und eine Wolldecke, damit die Wärme nicht so rasch entweicht. Jetzt sollten Sie eine Stunde lang ruhen.

**Wenn Sie über Nacht Hände oder Füße mit Rizinusöl einreiben, haben Sie am nächsten Morgen eine samtweiche Haut. Benutzen Sie Baumwollhandschuhe oder Baumwollsocken.**

## Sesamöl

Sesam ist eine sehr alte Kulturpflanze, die seit mehr als 4000 Jahren in Indien, im Orient und in Afrika angebaut wird. Sie zählt damit zu den ältesten Öl liefernden Pflanzen der Erde.

Das Wort »Sesam« bedeutet in etwa »Pflanze des Öls«. Schon die alten Pharaonen gaben neben Nuss- und Olivenöl auch Sesamöl an ihre Speisen. Die Hindus gebrauchten Sesamöl für kultische Handlungen.

**In Indien und in weiten Regionen Afrikas ist Sesam eine der ältesten Kulturpflanzen. Die Sesamsaat wurde dort schon vor vielen tausend Jahren zur Ölgewinnung verwendet.**

Moses erwähnte Sesamöl in der Bibel. Ägypter, Griechen und Römer schätzten es als Heilmittel und zur Schönheitspflege.

### Herkunft

Ursprungspflanzen für die Ölgewinnung waren zwei Sesampflanzen: Sesanum indicum und Sesanum orientale. Heute wird vorwiegend Sesanum indicum verwendet. Aus den weißen oder rötlichen Blüten entwickeln sich die Fruchtkapseln mit den Samen.

Die Sesamsaat zählt mit einem Fettgehalt von mehr als 50 Prozent zu den ölreichsten Samen. Je nach Sorte sind die Samen weiß, gelb, rötlich, braun oder schwarz.

Vor dem Pressen werden Sesamkörner geröstet, was das Öl besonders aromatisch macht. Geröstete Sesamsamen sind sehr beliebt als Gewürz für Brötchen, Brot, Kuchen und Salate.

Heute wird Sesam in Asien, Afrika, den USA und Südeuropa angebaut. Die Sesamernte erfolgte bis vor kurzem vielerorts noch von Hand. Die reifen Fruchtkapseln wurden über einem Tuch ausgeschüttet, wo sie sich leicht öffneten und ihre Samen preisgaben. Erst die Züchtung spezieller Hülsen ermöglichte in den letzten Jahrzehnten eine maschinelle Ernte.

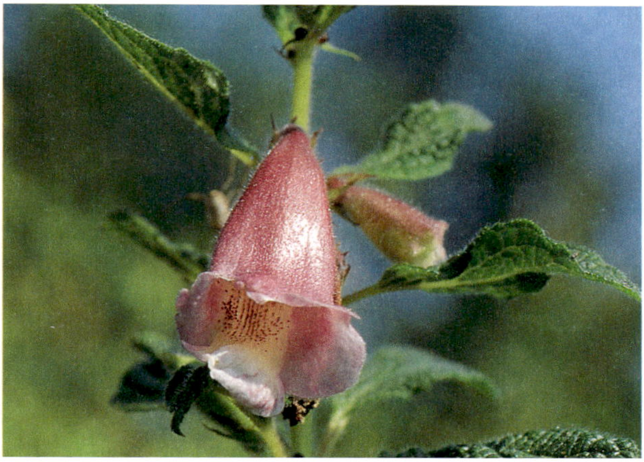

*»Sesam öffne dich« – im Märchen hat diese Formel gewirkt. Um an das Öl der weißlich roten Blüte zu gelangen, werden die Fruchtkapseln vielerorts noch von Hand ihrer Samen beraubt.*

## Eigenschaften

Sesam enthält neben den Spurenelementen Mangan, Nickel und Eisen auch die natürlichen Antioxidanzien Sesamol und Sesamolin. Sie bewirken die lange Haltbarkeit des Öls.

**Sesam mit Honig ist ein gesundes und wohlschmeckendes Dessert.**

Die »Königin der Speiseöle«, wie man das Sesamöl in Südamerika nennt, ist als Nahrungsmittel und für kosmetische Zwecke bedeutsam. Sesamöl ist ein sehr feines, fast geruchloses Öl von mild nussigem Geschmack. Naturbelassen ist es kräftig gelb bis bernsteinfarben, raffiniert hellgelb. Es kommt besonders gut in Speisen der indischen und chinesischen Küche zur Geltung.

## Sesamöl in der Naturheilkunde

Sesamöl ist aufgrund seiner günstigen Fettsäurezusammensetzung besonders zur begleitenden Behandlung von Bluthochdruck, Diabetes mellitus und Neigung zu Thrombosen oder für die Ernährung von Herzinfarkt- oder Schlaganfallpatienten geeignet. Sesamöl entlastet die Blutgefäße und erleichtert den Blutfluss.

▶ Der hohe Lezithingehalt des Sesamöls sorgt für ein gutes Gedächtnis und starke Nerven. Auch eine aphrodisierende Wirkung wird ihm nachgesagt.

▶ In der fernöstlichen Medizin gilt Sesamöl als verdauungsanregend und allgemein beruhigend. Es wird bei Magenbeschwerden empfohlen.

▶ Im Ayurveda wird Sesamöl für die tägliche Mundspülung (Ölziehkur) empfohlen.

**Sesam ist heute ein beliebtes Gewürz für Brötchen und Backwaren aller Art. In der Antike galt Sesam jedoch als Schönheitsmittel und wurde hauptsächlich kosmetisch eingesetzt.**

## Schönheitscreme für Göttinnen

Sesamöl besitzt als Schönheitselixier eine jahrtausendelange Tradition. In der Ilias wird berichtet, dass Hera ihren Leib mit Sesamöl salbte, ehe sie sich zu Zeus begab. Auch die schöne Helena soll ein Schönheitsöl aus Sesamsamen geschätzt haben.

### Äußerliche Anwendung

Die Ureinwohner vieler Länder legten Wurzeln und Kräuter in Sesamöl ein, setzten es der Sonne aus und gewannen so einfache Cremes und Hautpflegemittel. Auch heute ist Sesamöl Bestandteil vieler Kosmetika und Sonnenöle. Es ist für die Herstellung von Pflegeprodukten vorzüglich geeignet, da es nicht so schnell ranzig wird.

Dem Sesamöl wird die Eigenschaft zugesprochen, tief ins Gewebe einzudringen und schädliche Stoffe an die Oberfläche zu holen. Es ist daher hervorragend für die äußerliche Anwendung als Massageöl und zur Entschlackung über die Haut geeignet.

▶ Sesamöl eignet sich gut zur Zahnfleischmassage bei Entzündungen und Parodontose.

▶ Wenn Sie sich morgens und abends ein bis zwei Tropfen Sesamöl in die Nase bzw. unter die beiden Nasenlöcher reiben, bewahrt das die Schleimhäute vor dem Austrocknen.

## Sojaöl

Sojabohnen gehören zur Familie der Hülsenfrüchte. Sojabohnen sind die eiweiß- und fettreichen Samen der Sojapflanze (Glycine max.). Aus kleinen weißen oder roten Blüten entwickeln sich Hülsen, die jeweils zwei bis vier Bohnen enthalten.
Die Farbskala der Bohnen reicht von Gelb und Grün bis Braun und Schwarz. Das aus den Blumen gewonnene Sojaöl ist farblos bis gelblich.

### Herkunft

Sojapflanzen zählen mit zu den ältesten Kulturpflanzen der Welt. Ihr frühester Nachweis stammt aus der Zeit des chinesischen Kaisers Shen-Nung aus dem Jahr 2838 v. Chr., wo Soja neben Reis, Weizen, Gerste und Hirse zu den fünf heiligen Pflanzen zählte. Der Name »Soja« kommt wahrscheinlich vom chinesischen Wort »sou« für große Bohne.
Weltweit gesehen wird Sojaöl am meisten unter den Ölen produziert, besonders in den heutigen Hauptanbaugebieten USA und Ostasien. Auf Platz zwei folgt das Sonnenblumenöl.

**Einer Legende zufolge rettete die Sojabohne Menschen, die in die Wüste verschlagen wurden, das Leben. Deshalb wird sie in China zu den fünf heiligen Pflanzen gezählt.**

### Eigenschaften

Sojabohnen enthalten neben 36 Prozent Eiweiß und 25 Prozent Kohlenhydraten fünf Prozent Mineralstoffe und insgesamt nur etwa 18 Prozent Fett. Wegen des hohen Eiweißanteils wird Soja auch das Fleisch der Felder genannt.
Da die Ölausbeute bei schonender Pressung der Sojabohnen sehr niedrig ist (nur etwa 15 Prozent), ist im Handel meist nur Öl erhältlich, das durch chemische Extraktion gewonnen wurde.

## Vitamin A für gute Augen

Sojaöl besitzt von allen Ölen den höchsten Vitamin-A-Gehalt. Vitamin A stärkt vor allem die Augen, was im Zeitalter der Computer besonders wichtig ist. Sojaöl ist in der Küche vielseitig verwendbar, eignet sich zum Backen und passt in die fernöstliche Küche. Es dient zur Herstellung von Margarine, Bratfetten, Mayonnaise, Salatsaucen und Nuss-Nugat-Cremes. Auf den Zutatenlisten steht dann Pflanzenöl, Lezithin oder Emulgator.

**Ein Mangel an Vitamin A macht sich durch die rasche Ermüdung der Augen und eine herabgesetzte Sehschärfe bei Dämmerlicht bemerkbar. Der Tagesbedarf erhöht sich bei Senioren, bei Arbeiten am Bildschirm und bei erhöhter Aufnahme von Vitamin E.**

## Sojaöl in der Naturheilkunde

Sojaöl ist ernährungsphysiologisch besonders hochwertig: Es weist von allen bekannten Ölen den höchsten Gehalt an Lezithin auf (1,5 bis 3,5 Prozent), dem lebensnotwendigen Baustein der Zellmembrane und des Nervengewebes. Sojalezithin begünstigt erwiesenermaßen die Cholesterinausscheidung und hilft, erhöhte Blutfettwerte zu senken. Es beeinflusst den Leber-Galle-Stoffwechsel positiv, wirkt Alterserscheinungen wie Gedächtnis- oder Bewegungsstörungen entgegen, steigert die Konzentrationsfähigkeit und macht stabiler gegenüber Stresssituationen.

- Sojaöl ist reich an mehrfach ungesättigten Fettsäuren (Linol- und Alpha-Linolensäure).
- Der hohe Gehalt des Öls an Vitamin E unterstützt die Herz-Kreislauf- sowie die Muskelfunktionen und wirkt ausgleichend auf die Hypophyse, die Hirnanhangsdrüse, die u. a. die Sexualfunktionen steuert.

### Äußerliche Anwendung

In der Körperpflege eignet sich Sojaöl gut zum Mischen mit anderen Ölen, beispielsweise mit Kürbiskern- oder kaltgepresstem Olivenöl.

## Sonnenblumenöl

Die Sonnenblumen richten ihre Blüte immer nach dem Licht aus. Auf dem Feld blicken alle Sonnenblumen dorthin, wo zur Zeit des Beginns der Blüte die Sonne aufging.
Sonnenblumen gelten als Sinnbild für Helligkeit, gesundes Wachstum und Freundlichkeit.

### Herkunft

Ursprünglich stammen Sonnenblumen aus dem Südwesten Nordamerikas. Die dort heimischen Indianer haben sie vermutlich schon 3000 v. Chr. als Symbol des Sonnengotts und der Fruchtbarkeit verehrt. Schon vor Jahrtausenden besaßen die Indianer die Kenntnis, wie man die Sonnenblumenkerne zur Ölgewinnung nutzt.

**Die Sonnenblume hatte in den USA seit je große Bedeutung. Etwa 3000 v. Chr. kultivierten die Indianer Sonnenblumen als wichtige Nutzpflanzen. Sie verwendeten die Kerne als Zutat für Fladenbrote und zur Ölgewinnung.**

## Hauptstadt der Sonnenblume

Als Hauptstadt der Sonnenblume wird in der russischen Literatur das Dorf Alexierka im Bezirk Woronesch (Ukraine) bezeichnet. Dort baute der Bauer Bokarew um 1830 erstmals in Europa Sonnenblumen zur Ölgewinnung an. Schon bald wurde die Erzeugung von Sonnenblumenöl ein wichtiger Erwerbszweig, zuerst nur in dieser Region, später in ganz Russland.
Man bezeichnete Sonnenblumenöl damals als Fastenöl, da es nach den russisch-orthodoxen Gebräuchen während der langen Fastenzeiten tierische Fette zu ersetzen hatte.
Für die Ölerzeugung werden Sonnenblumen heute vorwiegend in den Staaten der Russischen Föderation, in Frankreich und Südosteuropa angebaut. Sonnenblumen gedeihen übrigens sowohl im kühlen als auch im warmen Klima.

### Eigenschaften

Sonnenblumenöl wird aus den Samen der einjährigen Sonnenblume (Helianthus annuus L.) gewonnen. Die Pflanze wird bis zu drei Meter hoch. In einem Blütenkorb können bis zu 2000 Samenkörner heranreifen. Sie sind von allen Samen die ölreichsten, enthalten aber auch wertvolle Eiweißstoffe.

### Ideales Öl für die einheimische Küche

Sonnenblumenöl ist das meistverkaufte Pflanzenöl. Wegen des hohen Vitamin-E-Gehalts und des geringen Anteils an dreifach ungesättigter Linolensäure ist es besonders haltbar.

**Zu Beginn des 16. Jahrhunderts brachten die Spanier die Sonnenblume nach Europa. Aber erst im 19. Jahrhundert wurde hier aus den Kernen in größerem Umfang Öl hergestellt.**

Naturbelassenes Sonnenblumenöl ist hell- bis dunkelgelb und schmeckt nussig. Es ist hierzulande preiswert und überall erhältlich und passt ausgezeichnet zur heimischen Küche.

### Sonnenblumenöl in der Naturheilkunde

Wie Sojaöl besitzt auch Sonnenblumenöl einen hohen Lezithingehalt. Der Fettbegleitstoff Lezithin ist für viele Stoffwechselprozesse von Bedeutung, z. B. für den Leber-Gallen-Stoffwechsel und für das Nervensystem. Die Verwendung des Sonnenblumenöls empfiehlt sich daher für all jene, denen Sojaöl weniger gut schmeckt und die unter Hauterkrankungen, Störungen von Leber und Gallenblase, Stoffwechselerkrankungen und Nervenschwäche leiden.

▶ Sonnenblumenöl unterstützt die Behandlung von Herzkrankheiten, Schlaganfall und Diabetes mellitus. Es eignet sich auch zur gesunden Ernährung während einer Reduktionsdiät. Reichlich Linolsäure im Sonnenblumenöl ist wichtig für die Zellgesundheit.

- Sonnenblumenöl wirkt schleimlösend und kann bei Bronchitis, Husten, Schnupfen und Heiserkeit eingesetzt werden.
- Innerlich eingenommen, ist Sonnenblumenöl ein mildes Abführmittel, wobei das Öl als Gleitstoff fungiert.
- Sonnenblumenöl ist das klassische Öl für die aus Russland stammende Ölziehkur, mit der man eine verstärkte Entschlackung und Entgiftung des Organismus erreicht.

**In Deutschland führte erst die Nahrungsknappheit vor und während des Zweiten Weltkriegs dazu, dass Sonnenblumenfelder angelegt wurden. Seitdem nimmt der Anbau stetig zu.**

## Äußerliche Anwendung

Schon die nordamerikanischen Indianer fetteten mit Sonnenblumenöl ihre Haare und ihren Körper ein und stellten daraus Farben für die Körperbemalung her. Das Öl ist zur Hautpflege und als Massageöl geeignet. Man massiert damit schmerzende und verkrampfte Glieder. In der Volksmedizin bestreicht man mit Sonnenblumenöl schlecht verheilende Wunden.

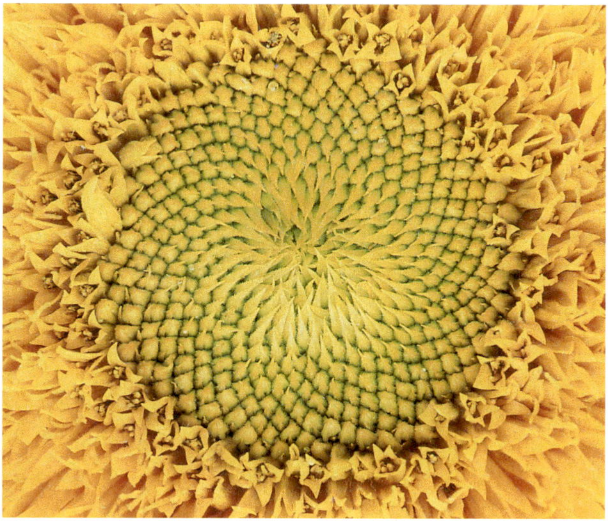

*Das Spiegelbild der Sonne – ursprünglich als Zierpflanze in europäischen Gärten, liefert sie heute als Nutzpflanze das meistverkaufte Pflanzenöl in Europa.*

## Traubenkernöl

Kaltgepresstes Traubenkernöl war schon in der Antike beliebt. Wegen des ziemlich komplexen Herstellungsverfahrens ist Traubenkernöl leider etwas in Vergessenheit geraten. Aber in den vergangenen Jahren wurde das Öl wieder neu entdeckt – zuerst von der gehobenen Küche, wo man es wegen seines unaufdringlichen Geschmacks schätzt.

**Aus einem Abfallprodukt bei der Weinherstellung, den Kernen der Weintrauben, kann ein höchst gesundes und wohlschmeckendes Öl gepresst werden.**

Traubenkernöl wird aus den getrockneten Kernen von Weintrauben (Vitis vinifera) gewonnen. Jede Beere enthält etwa fünf Kerne, deren Ölgehalt zwischen 6 und 20 Prozent liegt. Die Traubenkerne sind ein Abfallprodukt, das beim Keltern des Weins anfällt. Um das Öl zu gewinnen, müssen die Kerne von Stielen, Stängeln und Häuten befreit werden. Da die Kerne sehr hart sind, braucht man eine sehr leistungsfähige und starke Presse.

### Herkunft

Das Öl wird heute vor allem in den Weinbauländern rund ums Mittelmeer, in Ungarn, der Schweiz und auch in Deutschland produziert.
Oft wird Traubenkernöl mit Hilfe von Chemikalien gewonnen, durch Lösungsmittelextraktion und Raffination, wodurch die im Kern enthaltenen Vitamine und anderen Wirkstoffe stark beeinträchtigt werden. Kaltgepresstes Traubenkernöl dagegen ist gesund, aber etwas kostspieliger.

### Eigenschaften

Traubenkernöl ist von goldgelber bis grünlicher Farbe, weitgehend geruchlos und schmeckt leicht süßlich. Es eignet sich für Salate mit Fisch, Geflügel, Obst und Gemüse sowie zur Herstellung von Mayonnaise.

## Traubenkernöl in der Naturheilkunde

Traubenkerne enthalten außer Vitamin E und verschiedenen Spurenelementen die zu den Bioflavonoiden zählende Prozyanidine. Diese natürlichen Schutzstoffe der Früchte stecken meist in den Schalen und Kernen der Früchte und werden normalerweise nicht mitgegessen. In kaltgepresstem Traubenkernöl sind diese Stoffe jedoch enthalten.

**Natürliche Pflanzenschutzstoffe (Bioflavonoide) wie das Prozyanidin schützen die Zellen der Pflanze vor den Angriffen der freien Radikale. Diese Schutzfunktion erfüllt Prozyanidin auch im menschlichen Körper.**

## 10 000 Angriffe täglich

Nach neuesten Erkenntnissen wirkt Prozyanidin 20-mal stärker als Vitamin C und 50-mal stärker als Vitamin E gegen freie Radikale und beugt damit einer Vielzahl von Erkrankungen und Zellschäden wirksam vor. Bei dem Pflanzenschutzstoff Prozyanidin handelt es sich um den stärksten Radikalefänger, den die Wissenschaft momentan kennt.

### Zellschutz gegen Umweltgifte

Man vermutet, dass jede Zelle etwa 10 000-mal pro Tag aggressiven Attacken von freien Radikalen ausgesetzt ist. Die Entstehung solcher Zellgifte wird durch Medikamente, Genuss-, Nahrungs- und Umweltgifte, durch Strahleneinwirkung u. a. gefördert. Traubenkernöl liefert mit seinem hohen Gehalt an Prozyanidin intensivsten Zellschutz. Zudem hat es einen positiven Einfluss auf die Körpergefäße, es macht die Gefäßwände fester und die Gefäße insgesamt dennoch biegsamer.

### Äußerliche Anwendung

Traubenkernöl wird Kosmetika und Badeölen beigemischt. Es zieht leicht in die Haut ein und macht sie weich.

## Walnussöl

Walnussöl wird aus der Nuss des Walnussbaums oder »Welschnussbaums« (Juglans regia), eines Kätzchenblütlers, gewonnen. Der Baum kann bis zu 20 Meter hoch (wal = groß) und über 200 Jahre alt werden.

### Herkunft

Die Heimat des Walnussbaums ist der Vordere Orient. Von dort kam er nach Europa. Die heutigen Anbaugebiete liegen in Mittel- und Südeuropa sowie in Nord- und Südamerika.

**Walnussbäume gedeihen auch in unseren Breiten. Vielleicht kennen Sie ja jemanden, bei dem Sie frische Walnüsse im Garten ernten können.**

### Eigenschaften

Walnusskerne enthalten bis zu 60 Prozent Fett, etwa 15 Prozent Eiweiß und 20 Prozent Kohlenhydrate. Sie sind reich an Mineralstoffen (Kalium, Magnesium, Kalzium, Phosphor, Schwefel, Eisen, Zink) und Vitaminen (A, B1, B2, C, E und Niazin). Das Öl eignet sich für Salate, Kuchen, Gebäck und Cremefüllungen. Walnussöl oxidiert schnell an der Luft. Daher sofort nach der Verwendung wieder gut verschließen.

### Walnussöl in der Naturheilkunde

Der Anteil an mehrfach ungesättigten Fettsäuren beträgt mehr als 70 Prozent. Das Öl ist damit für die Arterioskleroseprophylaxe und zur begleitenden Diät bei Durchblutungsstörungen besonders geeignet.

- Empfehlenswert ist der Genuss des Walnussöls während einer Genesungsphase. Es stärkt Herz, Kreislauf und Nerven.
- Walnussöl fördert die Gallensekretion und sollte bei Verdauungsbeschwerden und Gallensteinen bevorzugt zur Anwendung kommen.

## Eine Walnusskur für gute Noten

Eine Walnusskur hilft, die Konzentration zu fördern. Sie eignet sich auch für Kinder, die Nüsse ohnehin meist gerne mögen.

Man beginnt mit einem Walnusskern, den man morgens auf nüchternen Magen isst. Dann isst man jeden Tag eine Nuss mehr, bis man bei 14 Stück – über den ganzen Tag verteilt – angelangt ist. Ab da isst man wieder täglich eine Nuss weniger, bis man schließlich bei null ist. Da die Kerne sehr fettreich sind, wird man während der Nusskur leichtere Kost bevorzugen.

**Ein Walnusskur ist ganz einfach durchzuführen, und sie macht auch noch Spaß. Vor allem in der dunklen Winterzeit kann man damit Kindern etwas wirklich Gutes tun.**

### Äußerliche Anwendung

Wenn Sie Ihre Kopfhaut regelmäßig mit Walnussöl massieren, soll das gegen Haarausfall helfen. Einreibungen mit Walnussöl lindern die Schmerzen eines Sonnenbrands und pflegen die Haut.

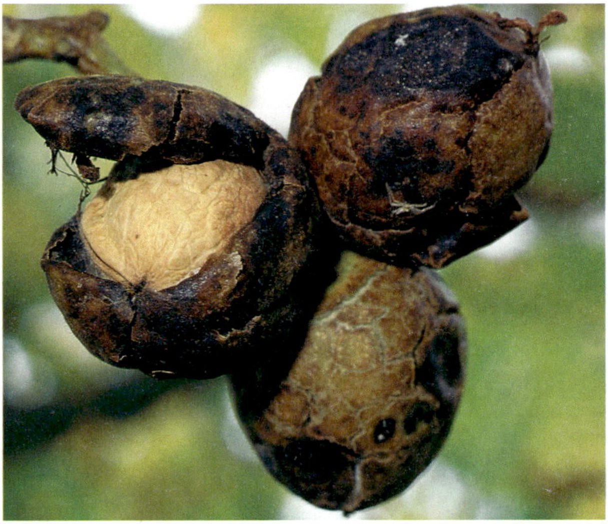

*Walnussbäume mit etwas kleineren, aber sehr aromatischen Früchten finden Sie auch in Süddeutschland.*

## Weizenkeimöl

Weizenkeimöl stammt aus den Keimlingen des Getreidekorns (Triticum aestivum). Die Keimlinge enthalten sieben bis zwölf Prozent Öl. Zur Ölgewinnung trennt man die Keimlinge vom Weizenkorn und presst sie aus.

### Herkunft

Weizen liebt feuchten und lehmreichen Boden in gemäßigten Zonen. Heute wird er in allen Erdteilen angebaut, ursprünglich stammt er aus Kleinasien, Zentralasien und Äthiopien.

**Vitamin E schützt vor allem die roten Blutkörperchen (Erythrozyten). Jedes Blutkörperchen wird von mehreren Vitamin-E-Molekülen umringt und bewacht.**

### Eigenschaften

Von allen Pflanzenölen hat Weizenkeimöl mit 2300 bis 3500 Milligramm pro Kilogramm den höchsten Gehalt an Vitamin E. Wer dieses Öl verwendet, versorgt sich reichlich mit dem lebenswichtigen Abwehrvitamin und beugt wirksam Zellschäden vor.

## Das ideale Öl für die vegetarische Küche

Weizenkeimöl ist für die vegetarische Küche geeignet. Es passt beispielsweise gut zu Gerichten mit Grünkern oder anderen Getreidesorten. Wegen des hohen Vitamingehalts sollte Weizenkeimöl nicht erwärmt werden und der kalten Küche vorbehalten bleiben.

## Weizenkeimöl in der Naturheilkunde

Weizenkeimöl enthält reichlich mehrfach ungesättigte Fettsäuren (bis 62 Prozent) und viele ernährungsphysiologisch wertvolle Fettbegleitstoffe.

Das im Weizenkeimöl enthaltene Vitamin E fördert die Sauerstoffversorgung der Zellen und bietet Schutz vor Zellgiften.

Mit ausreichend Vitamin E aus Weizenkeimöl können Sie Herz-Kreislauf-Erkrankungen vorbeugen, die Durchblutung fördern, das Bindegewebe stärken, die Haut straffen, die Abwehrkräfte stärken und vorzeitigen Alterserscheinungen vorbeugen.

**Strukturgeschädigtes Haar können Sie leicht mit Weizenkeimöl wieder reparieren. Geben Sie bei der Haarwäsche einen Esslöffel Weizenkeimöl auf die Haare, und lassen Sie das Öl etwa zehn Minuten einziehen.**

## Äußerliche Anwendung

Reines Weizenkeimöl ist für die Gesichts- und Körperpflege gut geeignet. Es ist sehr hautfreundlich und pflegt trockene und reife Haut. Packungen mit Weizenkeimöl regenerieren strukturgeschädigtes Haar. Regelmäßiges Bepinseln mit Weizenkeimöl unterstützt die Rückbildung von Narben.

## Ein Tipp für Schwangere

Besonders geschätzt wird Weizenkeimöl von Schwangeren: Wie erfahrene Hebammen empfehlen, sollte der Damm ab etwa zwei Monate vor dem Geburtstermin sanft mit dem Öl massiert werden, um ihn geschmeidiger zu machen und Dammrisse bei der Niederkunft zu verhindern.

### Aufbaukur mit Vitamin E

Mit Weizenkeimöl können Sie eine stärkende Vitamin-E-Aufbaukur in der Genesungsphase nach Krankheiten starten.

- Beginnen Sie mit einem Tropfen Weizenkeimöl am Tag, und steigern Sie bis auf zehn Tropfen täglich.
- Dann pausieren Sie fünf Tage.
- Beginnen Sie die Kur von vorne.

Sie können Ihre tägliche Dosis auch mit der Nahrung aufnehmen oder das Weizenkeimöl einem Glas frisch gepresstem Gemüsesaft beifügen.

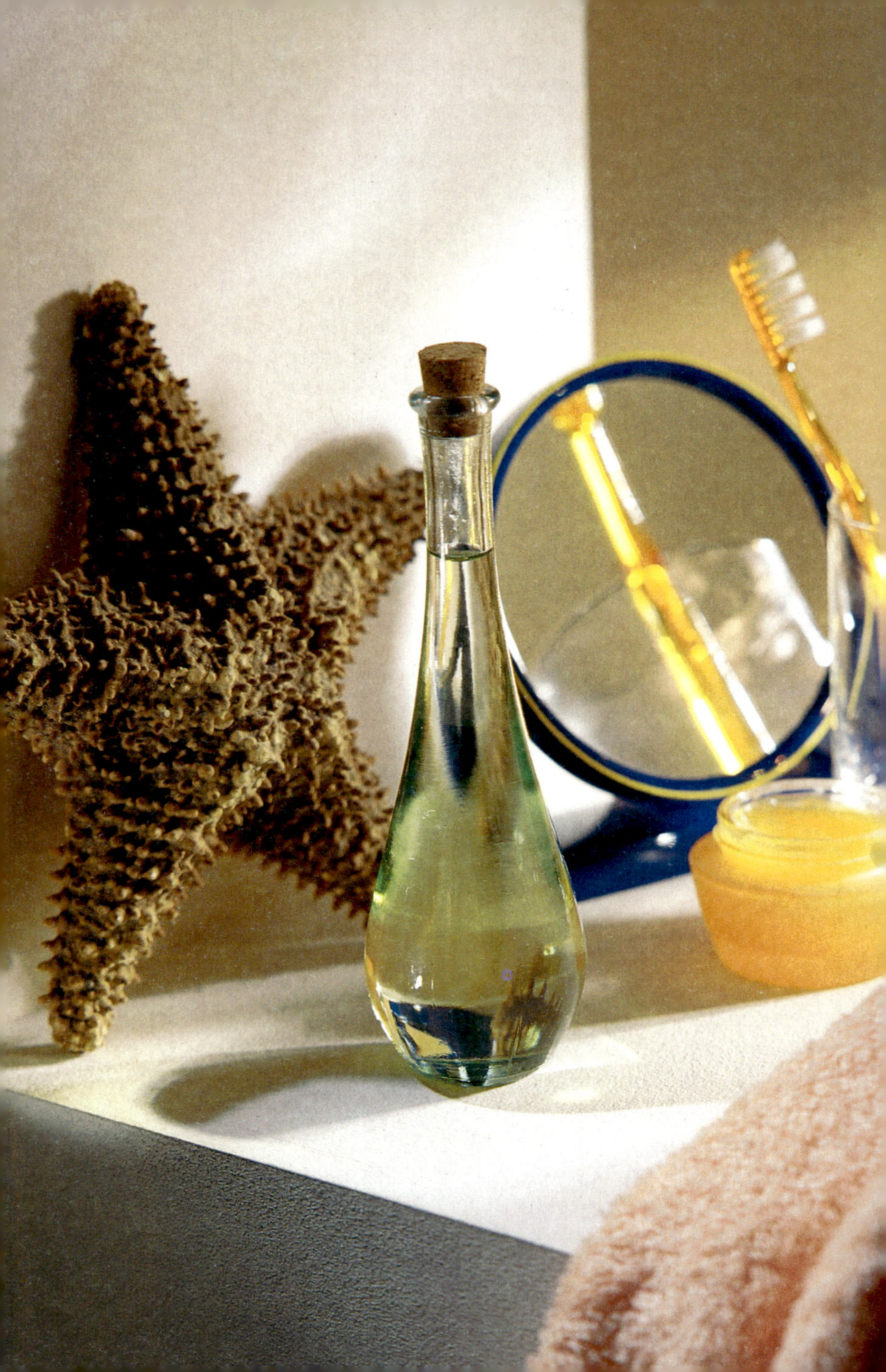

# Entgiftung durch Ölziehkuren

*In den Medien können Sie immer wieder über Ölziehkuren lesen. Was ist damit gemeint? Wie hoch ist der gesundheitliche Nutzen? Funktionieren Ölziehkuren wirklich? Was sind die Risiken?*
*Ölziehkuren stellen keinesfalls einen neuen Weg zur Verbesserung der Gesundheit dar, sondern sind schlicht die Wiederentdeckung eines alten Heilmittels.*

**Ziel der Ölziehkur ist es, den Organismus zu entschlacken und zu entgiften. Dafür spülen Sie den Mund mit Öl und spucken es anschließend wieder aus. So entlasten Sie Ihren Körper auf einfache Art.**

## Gesundheit aus der Sonne

Der russische Arzt Dr. Karach stellt in den achtziger Jahren auf einem Kongress eine verblüffend einfache Therapie mit Sonnenblumenöl (russisch: Araschid) vor, wie sie in Weißrussland und der Ukraine seit Jahrhunderten erfolgreich praktiziert wird.
Dieses Heilverfahren aus der russischen Volksmedizin ist unter zahlreichen Namen bekannt geworden. Man spricht vom Ölziehen, Ölspülen, Ölschlürfen, Ölkauen oder einfach nur vom Ölen. Hierzulande hat sich die Bezeichnung »Ölziehkur« eingebürgert.

## Startschuss für die Selbstheilung

Die von Dr. Karach wiederentdeckte Methode besteht »im Schlürfen oder Saugen des Öls in der Mundhöhle. Der weitere Heilungsvorgang wird dann vom menschlichen Organismus allein vollzogen. So ist es möglich, Zellen, Gewebe und alle anderen Organe gleichzeitig zu stärken und zu heilen.«

*Massageöl, Badeöl, Lotionen, ätherische Öle – für Gesundheits- und Körperpflege ist ein Badezimmer ohne Öle nur schwer vorstellbar.*

## Wie die Ölziehkur funktioniert

Die Entschlackung und Entgiftung des gesamten Organismus funktioniert über die Mundschleimhaut. Regelmäßige Mundspülungen mobilisieren die Selbstheilungskräfte des Körpers und stärken das Immunsystem. Auf viele Medikamente mit unerwünschten Nebenwirkungen kann verzichtet werden.

**Anfangs erregte die Ölziehkur Staunen und Zweifel, denn sie ist preiswert, einfach und hat anscheinend eine durchschlagende Wirkung.**

### So bringen Sie Ihren Stoffwechsel in Schwung

Allergien, chronische Müdigkeit, Haut- und Gelenkprobleme resultieren oftmals aus einer Überlastung des Körpers mit Stoffwechselschlacken, Umweltschadstoffen oder Genussgiften. Durch Ölspülungen wird der Stoffwechsel angeregt und positiv beeinflusst.
Dr. Karach empfahl Ölspülungen besonders bei chronischen Bluterkrankungen, bei Funktionsstörungen von Lunge, Leber und Magen sowie bei schwachen Nerven.

## Vorbeugung statt Behandlung

Die Kurmaßnahme besitzt einen hohen vorbeugenden Wert, damit hartnäckige chronische Krankheiten und Gesundheitsstörungen erst gar nicht entstehen können. Eine Ölziehkur verbessert das Wohlbefinden, hebt die Laune, lindert Depressionen und stärkt die Abwehrkräfte und das Immunsystem.

## Wie Sie aus dem Giftkreislauf ausbrechen

Die Welt ist voller Schadstoffe. Diese befinden sich in der Luft, im Wasser, in der Nahrung, in Kleidung, Teppichen und Textilien, in Farben, Lacken und in Baustoffen. Im Lauf der Zeit lagern sich Schadstoffe auch im menschlichen Körper ab, sammeln sich in bestimmten Organen sogar zu beträchtlichen Konzentrationen an.

## Bei diesen Erkrankungen hilft die Ölziehkur

Mit der Ölziehkur sind gute Ergebnisse bei den folgenden Erkrankungen und Leiden erzielt worden:

- Kopfschmerzen
- Erkrankungen der oberen Luftwege, besonders bei Bronchitis, Husten, Schnupfen und Halsschmerzen, bei Verschleimung der Kiefer- und Stirnhöhlen und bei Ohrenschmerzen
- Zahnfleischentzündungen, Zahnschmerzen und Zahnstein
- Schlafstörungen, dauernder Müdigkeit und Erschöpfungszuständen
- Gelenkbeschwerden, Arthrosen und rheumatischen Beschwerden
- Ekzemen und Hauterkrankungen wie Akne und Schuppenflechte
- Frauenkrankheiten, PMS (prämenstruelles Syndrom), chronischer Blasenentzündung
- Magen-, Leber- und Darmbeschwerden
- Nierenerkrankungen
- Nervenschwäche, Depressionen, Verstimmungen
- Blutarmut, schlechtem Blutbild, Thrombosen
- Infektanfälligkeit
- Beschwerden nach übermäßigem Genuss von Tee, Kaffee und Nikotin, nach Medikamentenmissbrauch, bei Entzugserscheinungen

**Wichtiger Hinweis**

Eine Ölziehkur ersetzt in keinem Fall den Gang zum Arzt. Wenn Sie bereits in einer ärztlich verordneten Therapie stehen, sollten Sie diese auf jeden Fall weiterführen. Die Ölziehkur ist eine zusätzliche, gesundheitssteigernde Maßnahme.

**Bilden Sie sich Ihr eigenes Urteil: Ein Versuch mit der Ölziehkur lohnt sich allemal. Denn es handelt sich um eine völlig unschädliche biologische Methode.**

**Die Ölkur hat keinerlei Risiken und Nebenwirkungen und kann von jedem angewendet werden.**

## So wird's gemacht

Eine Ölziehkur können Sie leicht zu Hause ausführen. Sie brauchen nur gutes Sonnenblumenöl (kaltgepresst, aus biologischem Anbau) und etwas Geduld.

- Die Ölspülung soll täglich frühmorgens gleich nach dem Aufstehen noch vor dem Zähneputzen auf nüchternen Magen erfolgen. Bei hartnäckigen Verschlackungen und um den Heilungsprozess zu beschleunigen empfiehlt es sich, die Prozedur mittags und abends, jeweils vor der Mahlzeit, zu wiederholen.
- Für jede Ölspülung nehmen Sie einen Esslöffel Sonnenblumenöl. Sie können jedoch am Anfang der Kur mit einem Teelöffel beginnen und dann steigern.
- Nehmen Sie den Löffel Öl in den Mund, spülen, kauen, schlürfen und saugen Sie das Öl ohne Hast und Mühe im Mund hin und her, und ziehen Sie es insbesondere auch durch die Zähne (daher die Bezeichnung »Ölziehkur«).
- Diese Ölspülung sollte 15 bis 20 Minuten dauern. Sie sollten zumindest zehn Minuten lang durchhalten. Sie können auch mit einer kürzeren Spüldauer beginnen und diese allmählich steigern.
- Am Ende der Spülprozedur ist das anfänglich dickflüssige Öl mit Speichel versetzt und daher dünnflüssig. Spucken Sie es dann in einen Behälter, um es später zu entsorgen. Das Öl hat nun eine weißliche Farbe und ist durchsetzt mit Krankheitserregern, Stoffwechselschlacken und Giftstoffen, die man unter dem Mikroskop sehen kann. Ist die ausgespuckte Flüssigkeit noch gelblich, dann war die Spüldauer zu kurz. Anschließend sollten Sie den Mund gründlich mit warmem Wasser ausspülen und die Zähne putzen.

## Schadstoffe bleiben jahrelang erhalten

Der Gebrauch des hochgiftigen PCB (polychlorierte Biphenyle) in der Kunststoffverarbeitung wurde schon vor vielen Jahren verboten. Trotzdem ist PCB noch heute in der Muttermilch nachweisbar.
Zu den Giften von außen treten Schlacken und Abfallprodukte des körpereigenen Stoffwechsels, die nicht mehr abtransportiert werden, weil die Ausscheidungssysteme Darm, Nieren, Lunge und Haut überlastet sind. Der Organismus wird mehr und mehr verschlackt und vergiftet.

## Symptome der Verschlackung

Diese zunehmende Verschlackung macht sich bemerkbar durch:

- Energielosigkeit
- Chronische Müdigkeit
- Ekzeme
- Hautunreinheiten
- Verdauungsstörungen
- Magendrücken
- Sodbrennen
- Blähungen und Völlegefühl
- Kopfschmerzen
- Rücken- und Gelenkschmerzen
- Gedächtnisschwäche
- Konzentrationsprobleme

**Verwenden Sie für Ihre Ölziehkur nur kaltgepresstes Öl. Am besten eignet sich Sonnenblumenöl, möglich ist auch Erdnuss- oder Distelöl. Empfohlen wird die Kur für Gesunde und Kranke. Bei gesunden Menschen wirkt sie reinigend, bei kranken Menschen heilend.**

## Wirksame Entgiftung mit Öl

Nur mittels wirksamer Entgiftungsmaßnahmen kann dieses Unwohlsein kuriert werden. Eine der besten Entgiftungsmaßnahmen ist die kurmäßig angewandte Ölspülung mit einem guten Pflanzenöl.

## Die ersten Erfolge …

Die ersten Auswirkungen des Ölschlürfens werden Sie rasch bemerken: Ihre Mundflora gesundet.

- Lockere Zähne werden fester.
- Das Zahnfleisch wird straffer.
- Zahnfleischbluten tritt seltener auf.
- Entzündungen im Mund wird auf Dauer der Nährboden entzogen.
- Mit der Zeit werden auch die Zähne etwas weißer.
- Über die ausgeglichene Mundflora wird schließlich der gesamte Organismus beeinflusst.

**Zehn Tage Ölziehkur genügen, um das Wohlbefinden ganz allgemein zu steigern. Sind Sie jedoch sehr abgespannt und führen eine Entgiftung zum ersten Mal durch, sollten Sie mindestens 15 Tage einplanen.**

## … stellen sich bald ein

Das Ölspülen soll so viele Tage oder Wochen ausgeführt werden, bis Sie feststellen, dass Sie sich deutlich erholt haben und sich frischer und gesünder fühlen:

- Ihr Schlaf ist jetzt ruhig und erholsam, so dass Sie morgens ausgeruht erwachen.
- Der Spiegel zeigt dann Ihre reine, straffe Haut, die Ringe unter den Augen sind deutlich gemildert oder ganz verschwunden.
- Sie haben wieder einen gesunden Appetit.
- Sie verfügen wieder über einen wachen Geist, über stabile Nerven und ein gutes Gedächtnis.

### Wie lange gespült werden sollte

- Nach ärztlichen Erfahrungen dürfte eine Besserung leichterer Beschwerden bereits nach einer Woche des Ölschlürfens zu verzeichnen sein.
- Wer unter einer chronischen Erkrankung leidet, braucht dagegen etwas mehr Ausdauer. Bis zu einem Jahr und länger sollte in solchen Fällen das Ölspülen ein bis mehrmals täglich ausgeführt werden.

## Hierauf sollten Sie achten

- Beweglichen Zahnersatz sollten Sie vor dem Ölspülen herausnehmen.
- Fester Zahnersatz oder Zahnfüllungen werden durchs Ölziehen nicht gelockert. Sollte dies doch einmal vorkommen, dann war die Krone oder die Füllung wahrscheinlich schon vorher nicht mehr ganz stabil.
- Schlucken Sie das Öl nicht. Das Öl ist nach der Spülung durchtränkt mit schädlichen Substanzen, aber diese befanden sich zuvor ohnehin in Ihrem Körper. Wenn Sie das Öl also versehentlich verschlucken, werden die gelösten Giftstoffe über den Verdauungsweg der Ausscheidung zugeführt oder bei einer der nächsten Ölspülungen aus dem Körper verbannt. Sie werden nicht zusätzlich vergiftet, aber es findet auch keine Entgiftung statt.
- Konzentrieren Sie sich ganz auf die Ölspülung. Wer nebenher badet, Wäsche sortiert, sich rasiert oder schminkt, mindert den Erfolg der Entschlackung.
- Richten Sie Ihr Bewusstsein ganz auf das Öl, Ihren Mund und auf den Reinigungsvorgang, der sich in Ihrem Körper momentan vollzieht. Das Ölspülen wird auf diese Weise zur geistigen Übung.
- Wenn Sie das echte Bedürfnis haben, das Ölspülen zu beenden, dann sollten Sie diesem Impuls ruhig nachgeben. Wer sich stark überwinden muss und dennoch weiter spült, riskiert innere Barrieren. Dies kann zur Folge haben, dass Sie die positive gesundheitliche Maßnahme überhaupt nicht mehr anwenden mögen.
- Spülen Sie täglich etwa gleich lang.
- Bei akuten Erkältungssymptomen empfiehlt die Volksmedizin, mehrmals täglich mit Öl zu spülen. Das löst Verschleimungen und beschleunigt den Heilungsprozess.

**Die Ölziehkur ist auch aus kosmetischer Sicht empfehlenswert. Die Haut wird in ihrer Eigenschaft als Entgiftungsorgan entlastet, die Zähne werden weißer. Der Zeitaufwand ist gering, die Wirkung groß: Sie benötigen am Morgen nur 15 bis 20 Minuten, um Ihre Ölkur durchzuführen.**

## Zyklen der Heilung

**In Weißrussland und der Ukraine wird die Ölziehkur traditionell mit Sonnenblumenöl praktiziert. Auch bei uns ist Sonnenblumenöl überall erhältlich. Aber es geht auch mit anderen hochwertigen Pflanzenölen wie Erdnuss-, Oliven- oder Sesamöl. Die Öle sollten jedoch immer kaltgepresst sein und aus biologischem Anbau stammen.**

Falls sich nach den ersten Ölspülungen Ihre Beschwerden nicht bessern, sondern scheinbar sogar noch verstärken, dann sollten Sie nicht beunruhigt sein: Dies ist kein Grund, um die Kur abzubrechen.

Es handelt sich um Reinigungs- oder Entgiftungskrisen, wie sie auch in den ersten Tagen einer Fasten- oder Entschlackungskur auftreten können. Diese Krisen sind ein deutliches Zeichen, dass sich Ihr Organismus entgiftet: Es werden vermehrt Schlacken und Giftstoffe im Organismus gelöst und kommen somit in Umlauf, bevor sie ausgespült werden. Entsprechend reagiert Ihr Körper mit vermehrten Symptomen.

Es können auch neue körperliche Reaktionen auftreten wie z. B. Hautjucken, Hautirritationen, verstärkte Schleimabsonderung oder sogar eine erhöhte Temperatur. Die Krise kann auf noch unbekannte Krankheitsherde hindeuten, die sich nun erst bemerkbar machen. Durch rechtzeitiges Ölschlürfen können Sie eine latente Krankheit ausheilen, noch ehe sie akut wird.

### Schonen Sie sich etwas

Spezialisten für Ölziehkuren werten stärkere körperliche Reaktionen während der Kur eher als ein gutes Zeichen, als Hinweis, dass die Selbstheilungskräfte des Körpers aktiv geworden sind und die Gesundung beginnt. Sie empfehlen aber auch, sich in einer solchen Phase zu schonen. Schonung erreichen Sie mit:

- Täglichen Spaziergängen
- Leichter Gymnastik
- Ausreichend Schlaf
- Leichter Ernährung
- Entspannungsübungen (Yoga, autogenes Training)

## Wann Sie einen Arzt aufsuchen sollten

Wenn Sie körperlich stärker auf die Ölziehkur reagieren, dann sollten Sie sich auf einmaliges Ölziehen am Tag beschränken. Schon bald werden sich die Beschwerden bessern. Ist das nicht der Fall, dann besteht kein Zusammenhang zwischen den Befindlichkeitsstörungen und dem Ölspülen: Konsultieren Sie nun einen Arzt. Heute gibt es eine Vielzahl von naturheilkundlichen Ärzten, die mit der Ölziehkur vertraut sind.

**Wissenschaftliche Beweise für die Wirkungsweise der Ölziehkur stehen bisher noch aus. Es handelt sich dabei um ein typisches Volksheilmittel bzw. um echte Erfahrungsheilkunde. »Wer heilt, hat recht«, weiß schon der Volksmund.**

## Nachgewiesene Erfolge

Viele Patienten, denen mit der klassischen Schulmedizin nicht mehr geholfen werden konnte – sie galten als »austherapiert« –, fanden über Umwege zur Ölziehkur. Nach Auswertung ihrer Krankheitsgeschichten ergab sich folgendes Ergebnis:

- Sehr gute Erfolge erzielte man bei allen Erkrankungen im Bereich des Kopfs (Beschwerden der Stirn- und Kieferhöhlen, Sehstörungen, Hörschwäche, Entzündungen der Augen/Ohren, Kopfschmerzen etc.) und bei Erkrankungen im Nasen-Rachen-Raum, der Bronchien und Luftwege (Bronchitis, Husten, Heiserkeit, Verschleimung, Schnupfen etc.).
- An zweiter Stelle stand die vorbeugende Abwehr von Erkältungskrankheiten und grippalen Infekten.
- An dritter Stelle stand die Besserung aller Erkrankungen im Mundraum (Zahnschmerzen, Zahnbelag, Parodontose, Zahnstein, eitrige Mandeln u. a.).
- Danach folgten etwa gleichwertig die Besserung der Erkrankungen aus dem rheumatischen Formenkreis, von Gelenkschmerzen, Hauterkrankungen sowie nervös bedingten Störungen wie Depressionen oder Schlafstörungen.

# Ayurvedische Ölkuren

**Die ayurvedische Medizin (von »ayus« = Leben und »veda« = Wissen) misst der Ausleitung von Schlacken und Giften, die als eine Brutstätte für Krankheiten gelten, einen hohen Stellenwert bei. Ein wichtiger Bestandteil der täglichen Hygiene in dieser Theorie ist infolgedessen die Reinigung des Mundraums mit Sesamöl. Mit dem indischen Wort »Gandhusa« bezeichnet man die älteste Form der Ölziehkur.**

## So bereiten Sie das Öl richtig auf

- Erhitzen Sie Sesamöl mit einigen Tropfen Wasser langsam auf etwa 100 °C. Dann knistert und spritzt das Öl. Es ist jetzt »gereift«.
- Gereiftes Öl kann Schadstoffe und Krankheitserreger besser aufnehmen. Es dringt auch leichter und schneller in die Haut ein.
- Lassen Sie das Öl in einem anderen Behältnis langsam abkühlen.

## Gandhusa – Gurgeln mit Sesamöl

Für die Mundspülung wählen Sie gutes, kaltgepresstes Sesamöl. Solche Spülungen bekämpfen Krankheitserreger im Mund- und Rachenraum, bewahren vor Entzündungen und Pilzerkrankungen und leiten Giftstoffe über die Mundschleimhaut aus.

In den Veden, den heiligen indischen Schriften, steht über die Heilwirkung von Gandhusa: »Die Mundspülung mit Öl verleiht Stärke in Kiefer und Stimme, formt das Gesicht, verbessert das Geschmacksempfinden und den Genuss am Essen. Es verhindert Trockenheit von Hals und Lippen, schützt die Zähne und kräftigt ihre Wurzeln.«

TIPP: Am besten präparieren Sie die benötigte Ölmenge für 8 bis 14 Tage auf einmal.

## Ölspülung mit Sesamöl

- Spülen Sie morgens nach dem Aufstehen auf nüchternen Magen.
- Vor dem Ölspülen sollten Sie den Mund erst mit warmem Wasser ausspülen.
- Nehmen Sie einen Esslöffel des präparierten Öls in den Mund, spülen, saugen und ziehen Sie es zwischen den Zähnen hindurch. Danach gurgeln Sie mit dem Öl.
- Die Spüldauer beträgt etwa drei Minuten. Wer das Bedürfnis hat, kann

anschließend noch eine zweite Ölspülung mit frischem Öl machen.

- Zum Schluss den Mund mit warmem Wasser reinigen und die Zähne gründlich putzen.

## Kavala – das stille Spülen

Kavala nennt man eine andere Variante des Spülens mit Sesamöl. Diese Anwendung regt besonders die Speichelbildung an, vermindert Krankheitserreger im Mund, beugt Karies und Parodontose vor. Sogar die Verdauung wird über die Geschmacksknospen auf der Zunge reguliert.

- Nehmen Sie so viel aufbereitetes Sesamöl in den Mund, dass die Backen leicht gebläht sind.
- Halten Sie das Öl ruhig darin, ohne zu saugen, zu gurgeln oder zu ziehen, bis Ihnen Tränen in die Augen steigen oder Sie ein Unbehagen verspüren. Das kann schon nach einer halben, aber auch erst nach fünf Minuten der Fall sein.
- Dann spucken Sie das Öl in einen Behälter, spülen mit warmem Wasser nach und putzen sich die Zähne.

## Ihr persönlicher Geschmack entscheidet

Es liegt ganz an Ihnen, welche dieser drei Methoden – Gandhusa, Ölspülung mit Sesamöl oder Kavala – für Sie infrage kommt. Probieren Sie einfach aus, welche Methode und welche Geschmacksrichtung Ihnen am ehesten zusagt. Wie bei vielen Formen alternativer Medizin ist Ihre Reaktion, Ihre Sympathie oder Abneigung entscheidend für den Heilungserfolg. Wenn Sie sich jeden Morgen aufs Neue regelrecht zum Ölspülen zwingen müssten, dann sollten Sie sich nach einer anderen Entschlackungsmethode umtun.

## Frühjahrskur

Sie müssen nicht jahrelang tagaus, tagein Ölziehkuren praktizieren. Eine Pause in der Behandlung ist durchaus zulässig.

Für viele Menschen reicht es völlig aus, wenn sie das Ölziehen zweimal im Jahr, beispielsweise im Herbst und im Frühjahr, vielleicht vier bis sechs Wochen lang kurmäßig ausführen. Allerdings sollte, wer unter einer chronischen Krankheit leidet, das Ölziehen ausdauernd über einen längeren Zeitraum durchführen.

**HINWEIS**

Ölziehkuren sind zusätzliche gesundheitsfördernde Maßnahmen. Sie ersetzen weder die Diagnose noch die Behandlung durch einen Arzt. Wenn Sie also krank sind, gehen Sie zum Arzt, und experimentieren Sie nicht auf eigenes Risiko mit Ölziehkuren!

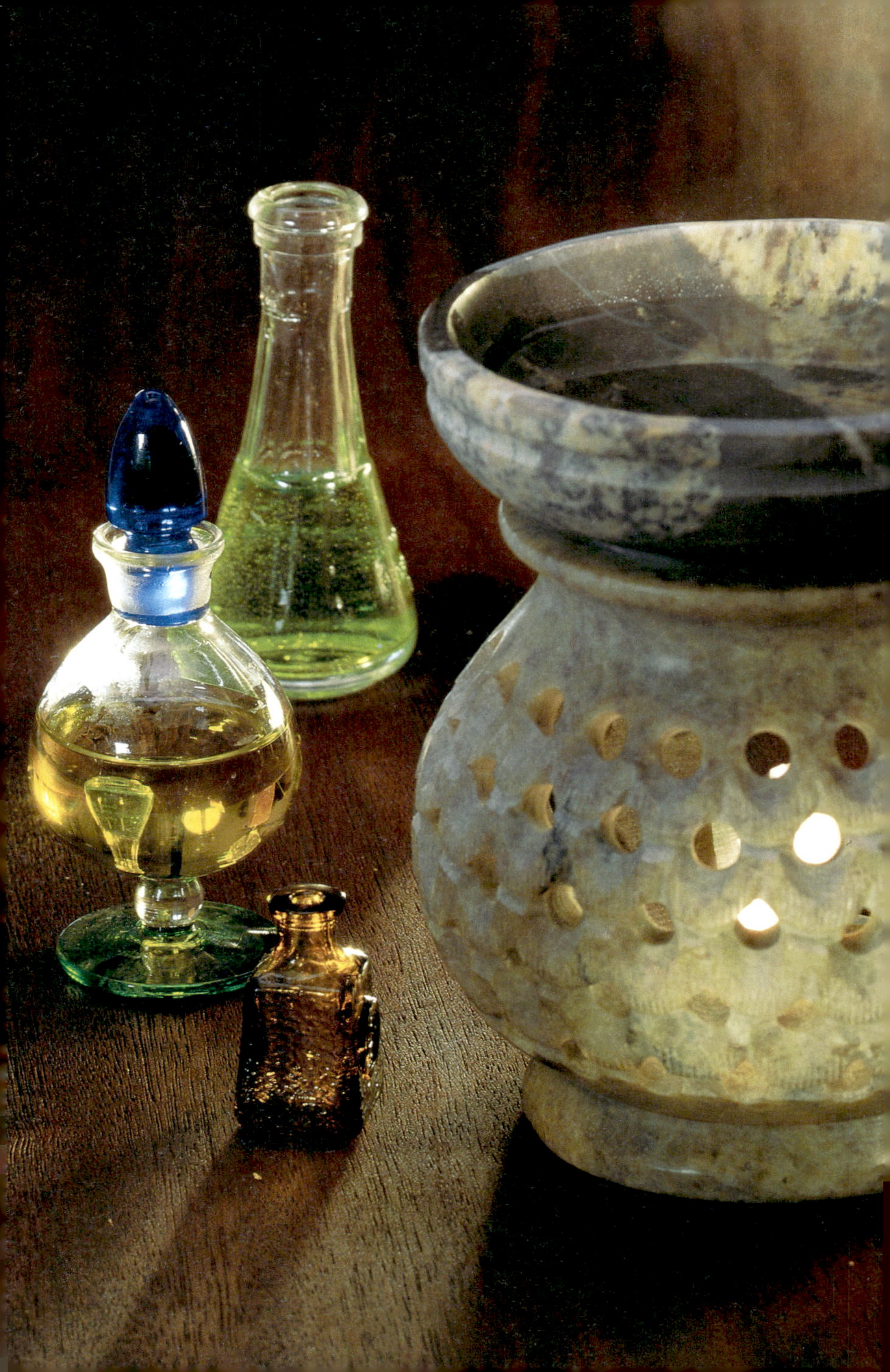

# Öle für Ihre Schönheit

*Öle besitzen nicht nur heilende Kräfte, sie riechen auch wunderbar. Beide Eigenschaften sind aufs Schönste vereint bei den ätherischen Ölen (Aromölen). Ätherische Öle sind winzige Öltröpfchen in Pflanzendrüsen an Blättern, Wurzeln, Rinden, Holz, Schalen, Samen, Blüten oder Früchten. In der konzentrierten Essenz sind das Wesen und die Lebenskraft der Pflanze enthalten. Verfahren, um aus verschiedenen Pflanzenteilen ätherische Öle zu gewinnen, kannten die Ägypter schon vor mehr als 4000 Jahren.*

**In alten Zeiten sprach man von den sieben königlichen Ölen. Dazu gehörten Weihrauch, Myrrhe, Narde, Rose, Sandelholz, Zimt, Ambra, Ysop und Reseda.**

## Gesunde Aromaöle

Ätherische Öle regen bei den Pflanzen den Stoffwechsel an, steigern die Widerstandskraft und dienen zum Schutz vor Schädlingen und Krankheiten. Durch die Aromatherapie wird beim Menschen:

- Die Durchblutung gefördert
- Die Ausscheidung von Schadstoffen gesteigert
- Die Ausschüttung von Hormonen sowie die Zellerneuerung stimuliert
- Die körpereigene Selbstheilungskraft aktiviert
- Im Fall von Weihrauch und einigen anderen Ölen eine keimtötende Wirkung erzielt

*Aromaöle erfreuen sich in den letzten Jahren auch in Europa zunehmender Beliebtheit – dekorative Verdunstungsgefäße gibt es in unterschiedlichsten Stilen und Designs.*

### Der Duft früherer Jahrhunderte

Aromaöle werden seit Jahrhunderten verwendet für:

- Heilende Therapien
- Körperpflege
- Insektenabwehr
- Religiöse Zeremonien

## Wiederentdeckte Anwendungen

Heute hat man die ätherischen Öle wiederentdeckt. Sie werden Bädern, Massageölen, Kompressen und natürlichen Pflegepräparaten zugesetzt. Man füllt sie in Duftlampen, verwendet sie als Aufgussöl in der Sauna, für Inhalationen und zur Aromatisierung von Speiseölen. Ätherische Öle kommen als Heilmittel in der Aromatherapie zum Einsatz, bei der Duftstoffe gezielt auf körperliche, geistige oder seelische Befindlichkeiten einwirken.

**Das Wort »Aromatherapie« prägte der französische Chemiker René Gattefossé Ende der dreißiger Jahre unseres Jahrhunderts. Er war davon überzeugt, dass ätherische Öle zur ganzheitlichen Gesundheitspflege taugen.**

## Worauf Sie beim Kauf achten sollten

Ätherische Öle werden auf zwei Arten produziert:

- Durch Destillation mit Wasserdampf
- Durch Kaltpressung

Beide Arten sind prinzipiell gleich gut in der Qualität. Achten Sie darauf, dass Ihr ätherisches Öl 100-prozentig naturrein und unverfälscht ist. Diese Qualität hat ihren Preis.

### Wie die Seele gesundet

Ätherische Öle werden fast immer äußerlich angewandt. Sie wirken entweder über Nase und Geruchssinn oder über die Haut.

- Düfte beeinflussen das limbische System, jenen Teil des Gehirns, in dem die Gefühle entstehen. Sie wirken beruhigend auf das vegetative Nervensystem.
- Düfte können Wohlgefühle und Zufriedenheit hervorrufen und so zur Entspannung beitragen.
- Es gibt Düfte, bei denen sich negative Gedanken und schlechte Laune verflüchtigen. Stress, Sorgen und Unruhe fallen von einem ab, und die Seele gesundet.

**Risikofaktoren bei Aromaölen**

Folgende Menschen sollten auf diese Aromaöle verzichten:

- **Allergiker**

Kassia, Lorbeer, Zimtrinde und Zitrusöle

- **Hypertoniker (Bluthochdruckpatienten)**

Rosmarin, Salbei, Thuja, Thymian, Ysop

- **Schwangere**

Fenchel, Rosmarin, Salbei, Wacholder, Zeder

In den ersten Schwangerschaftsmonaten sollte zusätzlich verzichtet werden auf: Myrrhe, Pfefferminze, Rose, Thymian, Zypresse

- **Epileptiker**

Basilikum, Fenchel, Kampfer, Krauseminze, Salbei, Thuja, Ysop, Wermut, Zeder, Zypresse

▶ Bei vielen Duft- oder Parfümölen handelt es sich um synthetische Nachbildungen, die zwar deutlich weniger kosten, aber dafür auch einen geringeren therapeutischen Nutzen haben.

▶ Echte Aromaöle sind hoch konzentriert und äußerst wirkintensiv und werden daher nur tropfenweise dosiert. Sie verdunsten an der Luft leicht.

▶ Jedes Öl hat einen spezifischen Duft und eine ganz besondere Wirkungsweise. Aber nicht alle Öle sind für alle Personen gleichermaßen geeignet.

**Vorsicht im Umgang mit Essenzen! Nicht für jeden Hauttyp sind alle Essenzen gleich gut verträglich. In konzentrierter Form können sie die Haut auch reizen. Testen Sie deshalb die Verträglichkeit einer Essenz immer vorher, am besten in der Armbeuge.**

## Wo Sie ätherische Öle erhalten

Ätherische Öle sind in Kräuterfachgeschäften, Reformhäusern, Drogerien und Apotheken erhältlich. Auch Naturkostläden führen sie. In Drogerieabteilungen großer Ketten sollten Sie das Angebot kritisch prüfen.

## Körperpflege mit Öl

### Massieren mit Öl

Massagen oder Einreibungen mit Öl wirken krampflösend und schmerzlindernd. Das Öl dringt mit seinen wertvollen Wirkstoffen in die Haut ein und macht sie zarter und straffer. Darüber wird die Durchblutung des Gewebes verstärkt. Überschüssige Säuren und Schlacken werden leichter abtransportiert.

Die Volksmedizin empfiehlt Ölmassagen bei Rückenschmerzen, Muskelkater, Hexenschuss, Muskelkrämpfen und Verspannungen.

**Wegen überheizter Räume haben viele Menschen gerade im Winter Probleme mit trockener Haut. Verwenden Sie deshalb keine Seife, die die Haut auslaugt, und pflegen Sie Ihre Haut mit den richtigen Ölen.**

**Zutaten:** *100 ml Maiskeim-, Sonnenblumen-, Erdnuss-, Sesam- oder Weizenkeimöl • 50 ml Distel- oder Sojaöl 50 ml Olivenöl • einige Tropfen ätherisches Öl (z.B. Rosen-, Kamillen-, Apfelblüten- oder Lavendelöl)*

Anwendung: Die Öle mit dem Schneebesen oder Mixer vermischen und in eine dunkle Flasche füllen. Die schmerzenden Partien mehrmals täglich mit dem Öl gut einreiben. Bei lang anhaltenden Verspannungen lassen Sie die Ursache von einem Arzt klären.

### Blütenöl

Mit Blüten aromatisierte Öle sind zur Pflege von Körper und Gesicht geeignet. Diese Öle werden in die frisch gereinigte, noch feuchte Haut einmassiert. Öl und Wasser verbinden sich dann zu einer Emulsion, die rasch in die Haut einzieht und keinen klebrigen Film zurücklässt.

**Zutaten:** *2 Hand voll getrocknete Blüten, z. B. Orangen-, Kamillen-, Lavendel-, Linden-, Veilchen- oder Rosenblüten (entweder selbst getrocknet oder aus der Apotheke oder dem Reformhaus) • 50 ml süßes Mandelöl oder Weizenkeimöl*

**Anwendung:** Die getrockneten Blüten in ein weites Gefäß füllen und mit dem kaltgepressten Pflanzenöl übergießen, so dass sie bedeckt sind. Den Behälter verschließen und an einem kühlen, dunklen Ort 1 bis 2 Wochen ziehen lassen. Das Öl dann durch ein Mulltuch oder einen Papierfilter abgießen, dabei die Blüten nochmals gut ausdrücken. Wenn man 3 Tropfen des ätherischen Pfefferminzöls hinzufügt, wird das Öl haltbarer. Das Blütenöl in einer dunklen Flasche aufbewahren und täglich den Körper damit einreiben oder Gesicht, Hals und Dekolletee abtupfen.

**Praxistipp: Sie können jede normale Hautcreme in Wirkung und Aroma anreichern, indem Sie ihr bei jeder Anwendung jeweils einige Tropfen des Blütenöls beimengen.**

## Badezusätze mit Öl

### Öl-Milch-Bad

Dieser Badezusatz empfiehlt sich besonders für Menschen mit trockener Haut.
**Zutaten:** *1 Tasse Vollmilch • 1 EL Olivenöl • ein paar Tropfen Aromaöl nach Wunsch*
**Anwendung:** Sie fügen die Vollmilch, das Olivenöl und das Aromaöl dem einlaufenden Badewasser hinzu. Ergebnis ist ein Bad, in dem Sie sich wie die ägyptische Königin Kleopatra fühlen können.

### Ölbad mit Buttermilch

Dieses Schönheitsbad mit Buttermilch erfrischt, macht die Haut zart, glättet Falten und durchfeuchtet die Haut. Ein Buttermilchbad (ohne Öl) lindert die schmerzhaften Folgen eines Sonnenbrands.
**Zutaten:** *3 l frische Buttermilch • Olivenöl*
**Anwendung:** Den Körper vor dem Bad mit Olivenöl einreiben. Währenddessen das Badewasser einlaufen lassen und die Buttermilch hinzufügen. 15 Minuten baden, anschließend abtrocknen und nicht mehr nachcremen.

## Blütenöle zur Gesichtsreinigung

Blütenöle (siehe Seite 108) oder auch Öl pur sind zur Reinigung von Gesicht, Hals und Dekolletee hervorragend geeignet. Die sorgfältige Hautreinigung jeden Tag ist das A und O einer soliden Gesichtspflege. Erst wenn feine Schmutzpartikel, Schweiß, Fett und Make-up-Reste gründlich entfernt sind, können Nähr- und Pflegeprodukte ihre Wirkung richtig entfalten.

**Statt gekaufter Tages- oder Nachtcreme können Sie auch naturreines Olivenöl zur Gesichtspflege verwenden. Einen Wattebausch kurz in heißes Wasser halten, ausdrücken und etwas Olivenöl darauf träufeln. Gesicht, Hals und Dekolletee damit abtupfen.**

### Wie Sie richtig reinigen

Öle sind zur Hautreinigung der trockenen oder empfindlichen Haut ideal. Man feuchtet die Haut erst mit Wasser leicht an, massiert das Reinigungsöl ein und spült es dann mit Wasser ab.

### Basisrezept für Reinigungsöle

Ein einfaches Reinigungsöl erhalten Sie, wenn Sie Olivenöl, süßes Mandelöl und frischen Erdbeersaft zu gleichen Teilen vermischen.

**Anwendung:** Rühren Sie jeweils nur die Menge für einige Tage an, und bewahren Sie das Reinigungsöl im Kühlschrank auf. Reinigen Sie damit die Haut.

## Gesichtspackungen für strahlenden Teint

Diese schnell und einfach herzustellende Gesichtspackung belebt und durchfeuchtet reife und trockene Haut.

**Zutaten:** *1 reifer Pfirsich oder 1 Banane • Olivenöl*

**Anwendung:** Den Pfirsich oder die Banane zerdrücken und mit etwas Olivenöl verrühren. Auf die gereinigte Gesichtshaut auftragen und 15 Minuten einwirken lassen. Mit einem Papiertaschentuch abnehmen und nicht nachcremen.

## Die Packung gegen Falten

Diese Packung mindert Altersfältchen und gibt einen jungen strahlenden Teint.

**Zutaten:** *1 Eigelb • Olivenöl oder 1/2 reife Avocado süßes Mandelöl*

**Anwendung:** Eigelb mit dem Olivenöl verrühren, auftragen und 15 Minuten lang einwirken lassen. Wenn Sie währenddessen ein Vollbad nehmen, wird durch die Feuchtigkeit die Wirkung noch verstärkt.

**Alternative:** 1/2 Avocado pürieren und etwas Olivenöl oder süßes Mandelöl dazumischen. 1/4 Stunde einwirken lassen. Müde und trockene Haut wird rasch vitalisiert.

**Die Augenlider pflegen Sie, indem Sie diese nach dem Abschminken ohne zu zerren mit süßem Mandelöl einreiben.**

## Gesichtspackung mit Mandelöl

Diese Packung verwöhnt reife, trockene und beanspruchte Haut.

**Zutaten:** *3 EL süße Mandeln • 1 1/2 EL flüssige Sahne 1/2 TL Honig • 1–2 EL süßes Mandelöl*

**Anwendung:** Die Mandeln häuten, fein mahlen und mit den übrigen Zutaten gut verrühren, so dass eine glatte Creme entsteht. Die Packung auf die gut gereinigte Haut auftragen, etwa 30 Minuten einwirken lassen und mit einem Papiertuch sanft abnehmen. Anschließend nicht mehr nachcremen.

## Packung mit Ei

Diese Packung aus der Speisekammer glättet und verschönt beanspruchte, reife und trockene Haut.

**Zutaten:** *1 Eigelb • süßes Mandel- oder Weizenkeimöl*

**Anwendung:** Verrühren Sie Eigelb mit Mandel- oder Weizenkeimöl. Die Creme aufs Gesicht auftragen und 30 Minuten einwirken lassen. Sodann die Packung mit warmem Wasser abwaschen.

## Haarpflege mit Öl

### Kopfmassage mit Öl

Die indische Gesundheitslehre Ayurveda behandelt Kopfschmerzen, Haarausfall und vorzeitiges Grauwerden der Haare mit regelmäßigen Kopfmassagen mit Sesamöl. In den Veden steht sogar geschrieben: »Indem man Sesamöl auf den Kopf bringt, fördert man gesunden Schlaf und Glücklichsein.«

Gönnen Sie Ihrem Haar und Ihrer Kopfhaut ab und zu eine Ölpackung oder eine Ölmassage. Solche Anwendungen bringen zusätzlich Entspannung und fördern das Wohlbefinden.

Probieren Sie es einfach aus. Sicher ist, dass Ölmassagen die Kopfhaut durchbluten, die Haarwurzeln mit mehr Nährstoffen versorgen und das Haar glänzend und leicht frisierbar machen.

**Anwendung:** Massieren Sie etwa 1 Esslöffel Sesamöl mit den Fingerkuppen in kreisenden Bewegungen in die Kopfhaut ein. Einziehen lassen, dann die Haare mit einem milden Shampoo waschen. Gelegentlich das Öl auch über Nacht einwirken lassen.

### Packung für kräftiges glänzendes Haar

**Anwendung:** Olivenöl und Haselnussöl zu gleichen Teilen mischen und etwa 1 Stunde vor dem Haarewaschen sparsam auf die Kopfhaut auftragen. Man kann stattdessen auch Rizinusöl verwenden.

Nach einer alten vedischen Spruchweisheit »hängt die Qualität der Haare von der Fruchtbarkeit des Bodens ab, auf dem sie wachsen«.

### Rizinusöl gegen Haarausfall

Gegen Haarausfall gibt es ein altes Hausrezept, das man durchaus einmal versuchen kann, wenn das alte Haarwasser nicht geholfen hat. Auch eine Reihe von Präparaten der Haarkosmetik gegen Haarausfall sind auf der Basis von Rizinusöl hergestellt.

**Anwendung:** Für den Hausgebrauch mischt man Rizinusöl, Rum und starken schwarzen Tee zu gleichen Teilen und massiert die Packung in die Kopfhaut ein. Einige Stunden oder über Nacht einwirken lassen. Danach die Haare 2-mal waschen.
Bei stärkerem, länger andauerndem Haarausfall sollten Sie allerdings Ihren Hautarzt aufsuchen und sich untersuchen lassen (u. a. auf Pilze).

## Mandelöl gegen gespaltene Spitzen

Ölpackungen mit Mandelöl stärken die Haarstruktur.
**Anwendung:** Bei gefärbtem oder durch Dauerwelle strapaziertem Haar bzw. gespaltenen Haarspitzen massiert man süßes Mandelöl in die Haare und insbesondere die Spitzen ein. Etwa 1 Stunde einwirken lassen, ehe Sie das Haar shampoonieren.
Bei trockenem Haar verfahren Sie ebenso, nehmen dann jedoch Weizenkeimöl. Bei starkem Haarspliss hilft dauerhaft jedoch nur das Abschneiden der Spitzen bis zum gesunden Ansatz.

**Sie können Bohnen- oder Erbsenmehl selbst herstellen, indem Sie die getrockneten Hülsenfrüchte in der elektrischen Kaffeemühle fein mahlen. Gersten- und Hafermehl bekommen Sie im Reformhaus.**

## Haarwäsche mit Ölshampoo

Ein Ölshampoo reinigt die Haare auf milde Weise, nährt und pflegt sie gleichzeitig. Es ist besonders für trockenes und strapaziertes Haar geeignet.
**Zutaten:** *2 1/2 EL Sesam-, Mandel- oder Sonnenblumenöl • 3–4 EL Kichererbsen-, Mungobohnenmehl (bzw. Gersten-, Weizen- oder Hafermehl)*
**Anwendung:** Vor der Haarwäsche massieren Sie mit den Fingerspitzen etwas Öl in die Kopfhaut ein. Verrühren Sie dann das restliche Öl mit dem Mehl zu einer Paste. Eventuell mit etwas warmem Wasser verdünnen. Mit der Paste das Haar 1- bis 2-mal shampoonieren und gut nachspülen.

## Ölpflege für Hände und Füße

### Handmassage mit Öl

Eine Handmassage mit Öl sollten Sie einmal wöchentlich durchführen. Eine solche Massage durchblutet und pflegt die Hände.

**Zutaten:** *2 EL Sesam- oder Mandelöl • 1–2 Tropfen Aromaöl Ihrer Wahl, z.B. Rose, Sandelholz, Jasmin, Maiglöckchen*

**Anwendung:** Wärmen Sie das Öl im Wasserbad auf Körpertemperatur an, und fügen Sie das Aromaöl hinzu. Arbeiten Sie das Öl mit kreisenden Bewegungen in die Hände ein. Beginnen Sie am Handgelenk, und massieren Sie dann über den Handrücken bis hin zu den Fingerspitzen. Dann massieren Sie die Innenseite der Hände, und zum Schluss von den Fingerspitzen über die Handteller zum Handgelenk.

**Fußgeruch können Sie mit Zypressenöl beseitigen. Baden Sie Ihre Füße regelmäßig in einem (heißen oder kalten) Fußbad mit einigen Tropfen Zypressenöl. Dieses Duftöl wirkt wie ein Deodorant.**

### Handbad mit Olivenöl

**Anwendung:** 1 Tasse Olivenöl erwärmen, ein paar Spritzer Zitronensaft hinzufügen und die Hände regelmäßig darin baden. Diese Anwendung verschafft garantiert weiche Hände und festigt die Nägel.

### Handpackung

Verwöhnen Sie Ihre Hände ab und zu mit einer Ölpackung. Während der Einwirkzeit empfiehlt es sich, dünne Einmalhandschuhe aus dem Supermarkt darüber zu ziehen.

**Anwendung:** 1/2 reife Avocado zerdrücken, mit etwas Olivenöl cremig rühren, eventuell 1 Spritzer Zitronensaft zufügen. Die Masse auf die Handrücken auftragen und 30 Minuten lang einziehen lassen. Die Reste mit einem Papiertuch abnehmen.

## Ölfußmassage

Eine Fußmassage mit Öl belebt und verwöhnt schmerzende und schwitzende Füße. Vor dem Schlafengehen entspannt sie und fördert den gesunden Schlaf.
**Zutaten:** *1/4 Tasse Sesam- oder Sonnenblumenöl*
*5 Tropfen Aromaöl Ihrer Wahl (z.B. Rose, Jasmin, Sandelholz, Lavendel oder Melisse)*
**Anwendung:** Die Füße in einer Seifenlauge waschen. Währenddessen das Öl im Wasserbad erwärmen und mit dem Aromaöl vermischen. Das Öl mit beiden Händen gut in die Füße einarbeiten.

**Versuchen Sie Ihren Füßen zuliebe, so oft wie möglich barfuß zu laufen – auf dem Strand, in der Wiese oder ganz einfach zu Hause.**

### Die richtige Schuhe

Wenn Sie Ihren Füßen generell etwas Gutes tun möchten, verzichten Sie doch auf Ihrem Arbeitsweg auf zu hohe, einengende oder unbequeme Schuhe, und ziehen Sie stattdessen bequemes und wenn möglich luftdurchlässiges Schuhwerk an (zum Wechseln können Sie natürlich die anderen Schuhe mitnehmen).

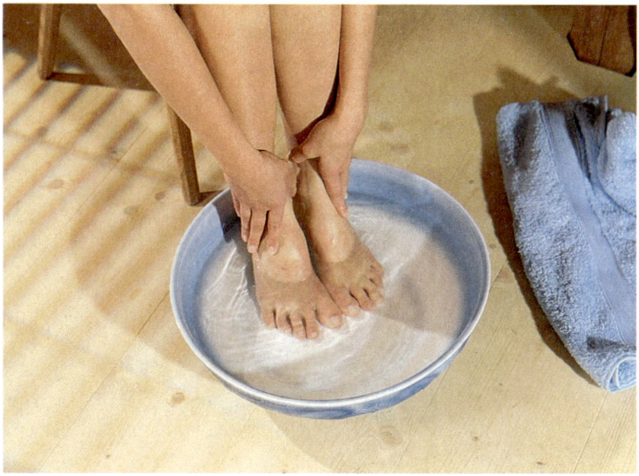

*Eine besondere Wohltat nach einem anstrengenden Arbeitstag, einer langen Wanderung oder nach längerem Stehen ist ein Fußbad mit anschließender Ölmassage.*

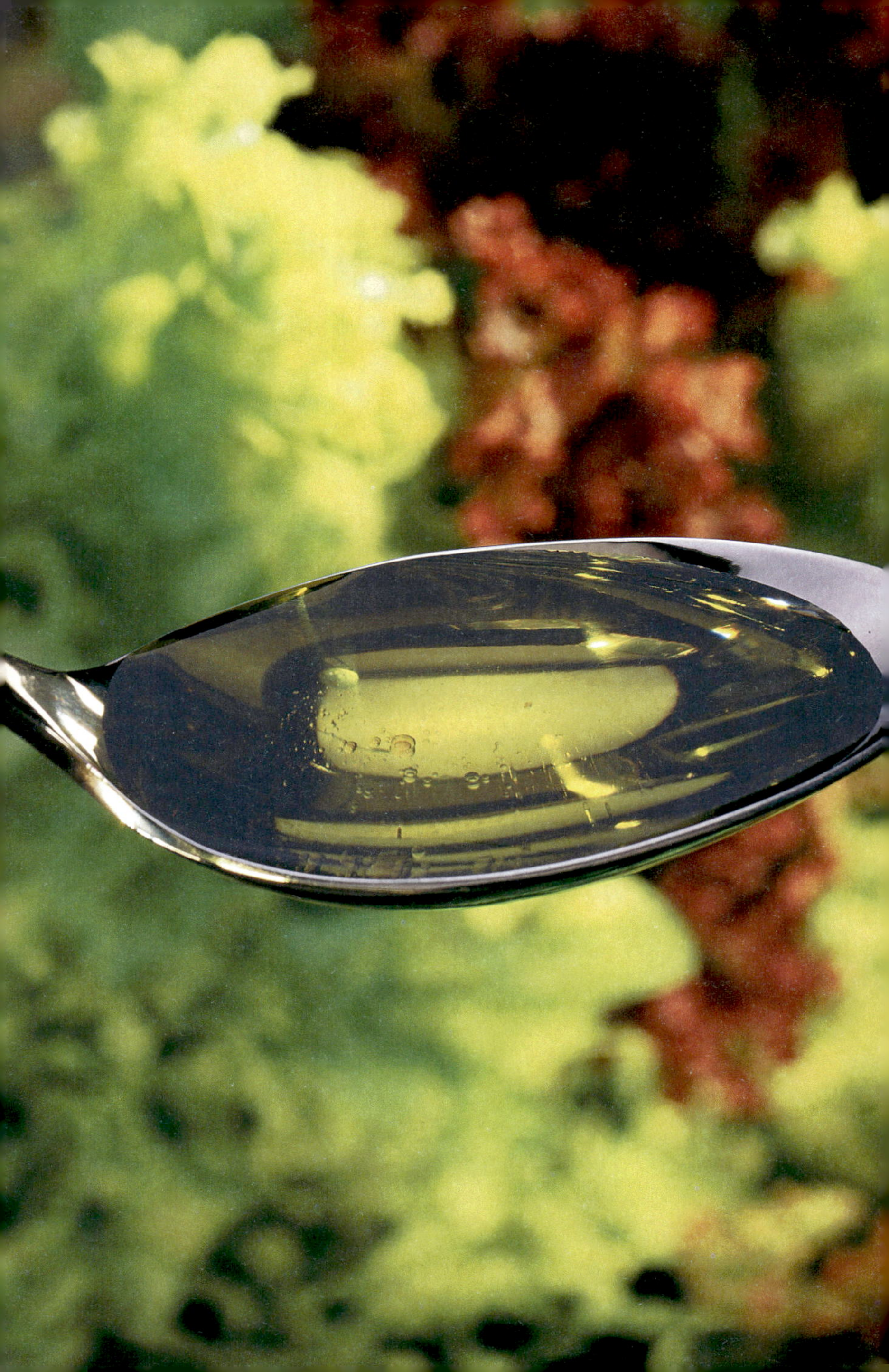

# Köstliche Öle

*»Die tägliche Nahrung sollte nahrhaft, ölig und appetitanregend sein«, empfiehlt die altindische Gesundheitslehre Ayurveda. Etwas Öl genügt schon, um aus einfachen Blattsalaten, Gemüsen, Suppen, Fleischgerichten und Desserts wahre Delikatessen zu machen.*

**Probieren Sie einfach mal ein anderes Pflanzenöl aus. Wenn Sie Ihre Salate bislang mit Sonnenblumen- oder Olivenöl angemacht haben, dann ersetzen Sie es probeweise durch Walnussöl – über den Geschmack werden Sie erstaunt sein.**

## Die gesunde Küche mit Öl

Mit der Menge des verwendeten Öls sollten Sie ruhig knauserig umgehen, denn Öl ist auch ein kalorienreiches Lebensmittel. Sparen sollten Sie jedoch nicht an der Ölqualität: Je besser ein Öl ist, umso geschmacksintensiver und ergiebiger ist es. Statt einer großen 0,75-Liter-Flasche sollten Sie lieber drei 0,25-Liter-Flaschen verschiedener Sorten kaufen. So haben Sie für jedes Gericht das Öl zur Hand, das den spezifischen Eigengeschmack einer Speise hervorhebt.

## Die richtige Vorratshaltung

Öle sind zwar die klassischen Lebensmittel mit langer Haltbarkeit, aber Sie müssen deshalb trotzdem nicht Ihren gesamten Jahresbedarf bevorraten. Auch Öle verlieren Geschmack und Qualität, wenn Sie zu alt werden. Achten Sie deshalb auf das Haltbarkeitsdatum.

Öle sollten (nicht zu) kühl und lichtgeschützt gelagert werden, also weder im Kühlschrank noch auf dem Fensterbrett der Küche neben dem Basilikum. In der alten Speisekammer früherer Bauart war der ideale Platz hierfür. Aber auch ohne Speisekammer finden Sie sicher einen lichtgeschützten Schrank, wo Sie die dunklen Flaschen gut lagern können.

*Küchenkünstler verwenden immer Öle höchster Qualität, diese jedoch sparsam.*

### Mit Öl marinieren und braten

Zucchini und andere Gemüse sowie Fleisch werden mürber und schmackhafter, wenn man sie vor der Zubereitung in eine Kräuter-Öl-Marinade einlegt. Besonders geeignet dafür sind Erdnuss-, Sesam- und Olivenöl.

- Einlegezeit: Für Fleisch beträgt sie einige Stunden, für Gemüse weniger.
- Eine Marinade aus Erdnussöl eignet sich gut zum Einlegen von Fleisch für alle asiatischen Gerichte. Man kann das aromatisierte Öl auch an den Salat geben, sollte dann aber sparsam damit umgehen.
- Zubereitung: 1/4 Liter Erdnussöl mit 6 bis 8 geschälten, halbierten Knoblauchzehen und 5 Lorbeerblättern in eine dunkle Flasche füllen und gut verschließen. Etwa 2 Wochen lang ziehen lassen, und die Marinade ist gebrauchsfertig.
- Das Öl immer in die heiße Pfanne gießen und nie so stark erhitzen, dass es raucht. Während des Bratens kein kaltes Öl mehr nachgießen. Wann immer es geht, mit geschlossenem Deckel dünsten und braten, um ranzig machende Oxidationsprozesse zu verhindern, zu denen Sauerstoff nötig ist.

**Auch aus dem bekannten Küchenkraut Borretsch lässt sich Öl gewinnen. Es wird zusammen mit Weizenkeim- und Sonnenblumenöl gemischt und als Bourrasol angeboten. Borretschöl soll anregend auf das weibliche Hormonsystem wirken.**

Seit alters werden Pflanzenöle auch zum Konservieren benutzt, da sie luftdicht abschließen. Sie können frische oder zerriebene und leicht gesalzene Kräuter in Öl einlegen. So bewahren Sie ihr Aroma und ergeben eine würzige Salatsauce.

Als besondere Delikatesse ist in Olivenöl eingelegter Ziegen- oder Schafskäse zu empfehlen. Das abgetropfte Öl können Sie anderweitig verwenden.

## Vorspeisen – wie in Italien

### Bruschetta mit Olivenöl

Für den kleinen Hunger zwischendurch oder als Vorspeise sind die belegten Brote aus dem italienischen Raum vorzüglich geeignet.

**Zutaten:** *1 Stangenweißbrot • 1/2 Knoblauchzehe • Olivenöl • frische aromatische Tomaten • frisches Basilikum*

**Zubereitung:** Das Stangenweißbrot dünn aufschneiden und die Scheiben rösten. Mit der Schnittfläche der Knoblauchzehe abreiben. Etwas Olivenöl darauf träufeln, mit gewürfelten Tomaten und gehacktem Basilikum bestreuen.

**Eine Untersuchung hat ergeben, dass Südeuropäer, die fast ausschließlich Olivenöl zu sich nehmen, weitaus seltener an Herz- und Gefäßerkrankungen leiden als die Menschen in unseren Gefilden, die viel tierisches Fett zu sich nehmen.**

### Tomatensalat extra

Der Tomatenteller mit Mozzarella und Basilikum ist entweder gesunde Vorspeise oder eine kleine Hauptmahlzeit. An heißen Sommerabenden ist dieser Salat das allerbeste Abendessen. Dazu einen leichten Weißwein aus Italien reichen, z .B. Pinot Grigio.

**Zutaten:** *2–3 Tomaten • 1 weiße Zwiebel • je 1/2 rote und grüne Paprikaschote • 1/2 Tasse Gemüsebrühe 1–2 EL Balsamicoessig • 2–3 EL Weizenkeimöl (in Italien verwendet man Olivenöl) • Salz, Pfeffer aus der Mühle • 100 g Mozzarella • 2 EL Basilikumblätter*

**Zubereitung:** Die Tomaten in Scheiben schneiden, zuvor den Strunk entfernen. Die Zwiebel in feine Streifen schneiden und die Paprikaschoten würfeln. Die Tomaten auf einen großen Teller legen, das restliche Gemüse darauf anrichten. Ein Salatdressing aus Brühe, Essig, Öl, Salz und Pfeffer anrühren und die Rohkost damit beträufeln. Den Mozzarella in dünne Scheiben schneiden und auf dem Gemüse verteilen. Zum Schluss in Streifen geschnittene Basilikumblätter darüber streuen.

## Salate, Rohkost & Gemüse

### Feldsalat mit Blauschimmelkäse

Feldsalat lässt sich wunderbar mit – kaltem oder lauwarmem – Blauschimmelkäse (beispielsweise französischem Roquefort oder italienischem Gorgonzola) und Walnusskernen aromatisieren. Mit frischem Baguette ist er dann weniger als schmückende Beilage, sondern als Haupt- oder Zwischenmahlzeit gedacht.

**Feldsalat zu putzen ist oft eine mühsame Angelegenheit. Jedoch kommen nun vermehrt Angebote auf den Markt, bei denen der Feldsalat aus dem Treibhaus kaum mehr »versandet« ist. Nutzen Sie diese Angebote.**

**Zutaten:** *500 g Feldsalat • 150 g Blauschimmelkäse*
*100 g Walnusskerne • 4 EL Walnussöl • 3 EL Weinessig*
*Salz, Pfeffer aus der Mühle • Ahornsirup*

**Zubereitung:** Den Feldsalat putzen, waschen, abtropfen lassen und in einer flachen Schüssel anrichten. Den Käse grob zerteilen. Die Walnusskerne grob hacken, etwa 7 Stück ganz lassen. Den Salat mit den gehackten Nüssen und dem Käse bestreuen.

Die übrigen Zutaten zu einem Salatdressing verrühren und über den Salat träufeln. Zum Schluss den Salat mit ganzen Walnüssen garnieren.

### Erbsen-Karotten-Gemüse mit Sesam

Die übliche Erbsen-Karotten-Mischung wird durch geröstete Sesamsamen eine gesunde Beilage zu allen Fleischgerichten. Aber auch zu gebratenem Fisch passt dieses Gemüse ausgezeichnet.

**Zutaten:** *400 g Zuckererbsen • 2 in Stifte geschnittene Karotten • Salz • 1 TL frisch geriebene Orangenschale*
*1 TL Sesamöl • 2 TL geröstete Sesamsamen*

**Zubereitung:** Tiefkühlerbsen oder frische Zuckererbsen einige Minuten in wenig Salzwasser (oder Gemüsebrühe) dünsten und durch ein Sieb abgießen. In einer Schüssel die übrigen Zutaten verrühren und mit dem noch warmen Gemüse vermengen.

## Apfel-Karotten-Rohkost

**Zutaten:** *1 Apfel • 2–3 Karotten • 1 frische Zitrone 2 frische Ananasscheiben • 1–2 EL Weizenkeimöl 1 Becher Joghurt oder Kefir (200 g) • 1–2 EL Honig 1–2 EL gehackte Nüsse • frische Kresse*

**Zubereitung:** Die Äpfel und die Karotten raspeln, mit dem Zitronensaft beträufeln, die Ananasscheiben würfeln; alles mit dem Weizenkeimöl mischen und auf einer Platte anrichten. Den Joghurt oder Kefir mit dem Honig verrühren, über der Rohkost verteilen, mit gehackten Nüssen und Kresse bestreuen und sofort servieren.

**Lesen Sie aufmerksam das Etikett, bevor Sie fertig eingelegte süßsaure Gemüse und Pickles kaufen. Sie enthalten oft zahlreiche Konservierungsmittel.**

## Süßsauer eingelegtes Gemüse

**Zutaten:** *Verschiedene Gemüse (für 4 Gläser etwa 1000 g), z.B. rote und grüne Paprikaschoten, Zucchini, Auberginen, Champignons, weiße Zwiebeln*

**Zutaten für die Marinade:** *1/2 l Weinessig • 1/4 l trockener Weißwein • 1 Tasse Olivenöl • etwa 200 g Zucker 2–3 halbierte Knoblauchzehen • einige Zweige getrockneter Thymian (oder andere italienische Kräuter) 1 TL Salz*

**Zubereitung:** Das Gemüse putzen, waschen, abtropfen lassen, in Würfel bzw. Scheiben schneiden. Die übrigen Zutaten zu einer Marinade verrühren und in einem weiten Topf aufkochen. Die einzelnen Gemüse Sorte für Sorte nacheinander in der Marinade einige Minuten lang kochen, so dass sie noch Biss haben, dann mit dem Schaumlöffel herausnehmen und auf vier vorbereitete Schraubgläser verteilen. Zum Schluss den Sud nochmals aufkochen und heiß in die Gläser füllen. Die Gläser verschrauben (oder mit Einmachzellophan verschließen) und, wenn sie abgekühlt sind, im Kühlschrank aufbewahren. Sie halten sich etwa 4 bis 6 Wochen.

## Erbsen-Reis-Salat

Bei Verwendung von Vollkornreis oder Basmatireis können Sie nebenstehendem Rezept noch eine zusätzliche pikante Note verleihen.

Der Salat muss eine Weile ziehen und sollte deshalb rechtzeitig vorbereitet werden. Er ist sättigend und ideal für kalte Büfetts.

**Zutaten:** *200 g Reis • 1 Bund Radieschen • 2 Zwiebeln • 250 g Tiefkühlerbsen oder frische Zuckererbsen 1 Dose Maiskörner • 4 EL Apfelessig • 4 EL Maiskeimöl • Salz, Pfeffer aus der Mühle • Ahornsirup*

**Zubereitung:** Den Reis nach Anleitung im Salzwasser garen. Radieschen und Zwiebeln fein würfeln, die Erbsen etwa 8 Minuten in Salzwasser garen, abgießen. Den Reis mit dem Gemüse vermischen. Ein Salatdressing aus Essig, Öl, Salz, frisch gemahlenem Pfeffer und Ahornsirup anrühren und mit dem Salat vermischen. Vor dem Servieren 1 Stunde ziehen lassen.

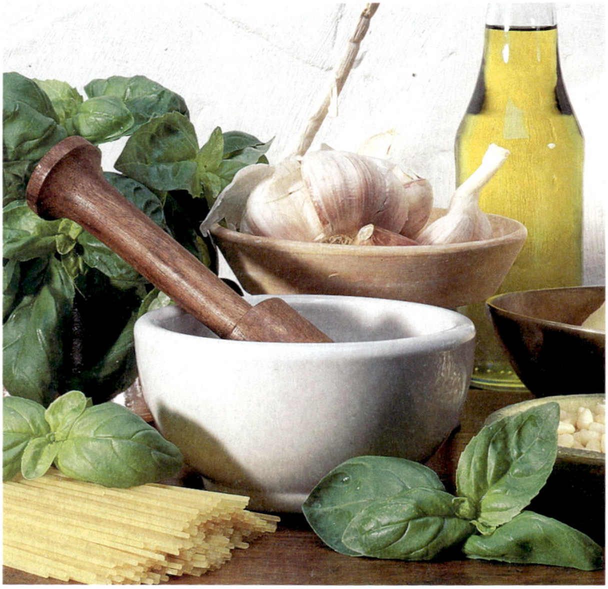

*Mit einem selbst gemachten Pesto zieht die mediterrane Kochkunst in Ihre Küche ein. Diese Würzpaste ist im Kühlschrank einige Wochen haltbar und hilft, den oft viel zu hohen Salzkonsum zu reduzieren.*

## Saucen und Dressings

### Nudeln mit Pesto aus Olivenöl

Pesto ist eine Spezialität aus Genua. Der Name leitet sich vom Italienischen »pestare« für »Zerdrücken« ab. Die würzige Sauce wird von Hand im Mörser oder mit dem elektrischen Zerkleinerer zubereitet, wobei der wichtigste Bestandteil reichlich duftendes Basilikum ist. Je feiner die Zutaten zerstoßen werden, desto besser ist der Geschmack.

Pesto ist ideal zu Nudeln jeglicher Art. Ein Löffel davon rundet eine Minestrone würdig ab. Auch als würzigen Aufstrich für Weißbrot können Sie Pesto probieren. Sie können es portionsweise einfrieren und haben es dann stets zur Hand.

**Pesto finden Sie auch in der Delikatessenabteilung Ihres Supermarkts. Besser und gesünder ist jedoch ein frisch zubereitetes Pesto. Dies geht viel einfacher, als viele vermuten.**

**Zutaten:** *2 EL Pinienkerne • 2–3 Knoblauchzehen*
*1 Topf Basilikum • Salz, Pfeffer • 6 EL Olivenöl*
*6 EL frisch geriebener Pecorino (Schafsmilchkäse)*
*500 g Trenette oder andere Nudeln • Butter und geriebener Parmesan nach Belieben*

**Zubereitung:** Pinienkerne fein hacken, Knoblauchzehen durch die Presse drücken, Basilikumblättchen abbrausen, abtropfen lassen und grob hacken. Das Basilikum mit etwas Salz im Mörser oder mit dem elektrischen Zerkleinerer zerreiben. (Durch die Salzzugabe bleibt das Basilikum grün.) Knoblauch, Pinienkerne und frisch gemahlenen Pfeffer dazugeben und alles zu einem feinen Brei verarbeiten. Dabei teelöffelweise das Olivenöl und den geriebenen Käse dazugeben. Nochmals abschmecken. Die Nudeln »al dente« kochen und 1 Tasse Kochwasser auffangen. Mit 3 bis 4 Esslöffeln davon wird das Pesto verdünnt, ehe man es in einer Schüssel mit den abgetropften Nudeln vermischt. Nach Belieben mit Butter und Parmesan verfeinern.

## Vollkornspaghetti mit Walnusspesto

**Zutaten:** *1 Knoblauchzehe • 1 Zwiebel • 50 g Walnüsse 1 Bund Petersilie • 1 Bund Basilikum • 2 EL Walnussöl 4 EL Gemüsebrühe • 2–3 EL Sahne • Salz 500 g Spaghetti (Vollkorn) oder andere Nudeln*

**Zubereitung:** Knoblauchzehe durchpressen, Zwiebel würfeln, Walnüsse grob hacken. Kräuter abbrausen, abschütteln, die Basilikumblätter grob hacken. Alles im Mörser (oder mit dem elektrischen Zerkleinerer) zerreiben. Walnussöl erhitzen, Gemüsebrühe dazugeben, aufkochen lassen, mit Sahne andicken und mit dem Walnussbrei vermischen. Mit Salz abschmecken.

Die gekochten Vollkornspaghetti in eine Schüssel füllen, mit dem Pesto verrühren. Als Beilage passt ein gemischter Salat.

**Walnusspesto ist deutlich kräftiger im Geschmack als normales Pesto auf Pinienkernbasis. Als Abwechslung durchaus zu Spaghetti zu empfehlen.**

## Joghurtsauce zu Rohkost

Passt ausgezeichnet zu allen Rohkostsalaten.

**Zutaten:** *1 Becher Magermilchjoghurt • 2 EL Haselnussöl • einige Spritzer Zitronensaft • 1 fein gehackte Zwiebel • frische, fein gewiegte Kräuter • Salz, Pfeffer aus der Mühle • Ahornsirup*

**Zubereitung:** Alle Zutaten gut vermischen und zu einer Sauce verrühren.

## Dressing mit Kürbiskernöl für grüne Salate

Passt ideal zu Bohnen-, Gurken-, Tomaten- und allen grünen Salaten.

**Zutaten:** *1–2 EL Kürbiskernöl • 1 EL Apfelessig • Salz, Pfeffer aus der Mühle • Ahornsirup • fein geschnittene Zwiebel oder Knoblauch*

**Zubereitung:** Alle Zutaten gut vermischen und zu einer Sauce verrühren.

## Preiswerte Alltagsgerichte

### Kräuterquark mit Leinöl und Pellkartoffeln

Quark mit Leinöl und Pellkartoffeln ist ein gängiges Alltagsgericht, das aus Schlesien stammt. Vor allem in und um Berlin wird es heute noch gerne gegessen. Es eignet sich besonders für Entschlackungstage. An fester Nahrung nehmen Sie dann nur Quark mit Kartoffeln zu sich. Wichtig ist, dass man bei dieser Kur viel trinkt: Zu empfehlen sind kalorienarme Säfte, Mineralwasser und Kräutertees.

**Es muss nicht immer teuer sein: Pellkartoffeln mit Leinöl und Quark gehört zu den gesündesten und wohlschmeckendsten Gerichten. Und preiwert ist es noch obendrein.**

**Zutaten:** *750 g Kartoffeln • 1 TL Kümmel • 500 g Magerquark • 4–5 EL Milch • 2–4 EL gehackte Kräuter (z. B. Schnittlauch, Petersilie, Dill, Basilikum, Liebstöckel) • Salz, Pfeffer aus der Mühle • 2 EL Leinöl*

**Zubereitung:** Die Kartoffeln gut waschen, mit Wasser bedecken und mit dem Kümmel etwa 25 Minuten lang kochen. In der Zwischenzeit den Quark mit der Milch glatt rühren. Die Kräuter waschen, mit Küchenpapier trockentupfen und klein hacken. Anschließend in den Quark geben und das Ganze mit Salz und Pfeffer abschmecken. Den Quark auf Teller verteilen und mit dem Leinöl beträufeln.

### Gemüsepuffer

Zu den köstlichen Gemüsepuffern serviert man Kräuterquark (aus Quark, Joghurt, Kräutersalz und vielen frischen Kräutern), frische Blattsalate, Geschnetzeltes oder Kurzgebratenes.

**Zutaten:** *1 Stange Lauch • 3 Karotten • 1 Zwiebel
1 rote Paprikaschote • 1 Sellerieknolle oder andere Gemüse • 3 EL Distelöl • Salz, Pfeffer aus der Mühle
200 g Vollkornmehl • 1 Ei • 200 ml Wasser oder Mineralwasser • 1 Bund fein gehackte Petersilie*

**Zubereitung:** Das Gemüse putzen, in Stifte schneiden. 1 Esslöffel Distelöl in einer Pfanne erhitzen und das Gemüse wenige Minuten darin dünsten. Mit Salz und Pfeffer würzen. Aus Mehl, Ei, Wasser und der fein gehackten Petersilie einen Teig anrühren und das Gemüse unterheben.

Das restliche Öl in einer Pfanne erhitzen, jeweils einen kleinen Schöpfer Gemüseteig hineingeben und von beiden Seiten braten.

**Auch in der Backküche eignen sich pflanzliche Öle, um Butter zu ersetzen. Nebenstehend finden Sie ein erprobtes Rezept.**

## Backen mit Öl

### Quark-Öl-Teig

Wer tierische Fette vermeiden will und trotzdem Kuchen liebt, der kann auf den gesunden und eierfreien Quark-Öl-Teig ausweichen. Außerdem ist dieser Teig für alle Menschen geeignet, die einen zu hohen Cholesterinspiegel haben.

**Zutaten:** *150 g Magerquark • 6 EL Milch • 6 EL Sonnenblumenöl • 75 g Zucker • 1 Päckchen Vanillinzucker 1 Prise Salz • 300 g Mehl • 1 gehäufter TL Backpulver*

**Zubereitung:** Den Quark mit der Milch und dem Sonnenblumenöl verrühren. Zucker, Vanillinzucker und Salz hinzugeben. Das Mehl sieben und mit dem Backpulver vermischen. Gut die Hälfte der Mehl-Backpulver-Mischung mit der Quark-Öl-Mischung verrühren. Den Rest der Mehlmischung unterkneten, bis ein glatter Teig entsteht. Je nach Belag und Teigdicke bei 175 bis 200 °C 15 bis 60 Minuten backen.

**Hinweis:** Dieser Quark-Öl-Teig ersetzt jeden Hefeteig, d. h., er eignet sich hervorragend für Pflaumenkuchen, Apfeltaschen, Rosinenschnecken und Blechkuchen mit Obstbelag. Zusätzlich eignet sich dieser Teig auch für salzige Varianten, z. B. für Pizza, Zwiebelkuchen u. Ä.

## Über die Autoren

*Margot Hellmiß* beschäftigt sich seit vielen Jahren mit Naturkosmetik, Naturheilmethoden alternativen Therapieverfahren, gesunder Ernährung und Diäten. Sie ist Autorin erfolgreicher Ratgeber im Gesundheitsbereich.
*Falk Scheithauer* arbeitet heute nach einem interdisziplinären Studium als freischaffender Autor und Journalist in den Bereichen Mensch, Natur und Gesundheit.

## Literatur

*Hellmiß, Margot:* Natürlich heilen mit Apfelessig. Südwest Verlag. 16. Auflage, München 1998
*Hellmiß, Margot:* Natürlich behandeln mit Kürbiskernöl. Südwest Verlag. München 1998
*Ulmer, Günter A.:* Heilende Öle. Günter A. Ulmer Verlag. Tuningen 1996
*Weiß, Rudolf F.:* Moderne Pflanzenheilkunde. Sanitas-Verlag. Bad Wörishofen 1973

## Danksagung

Wir danken den Firmen Rapunzel Naturkost und Fauser Vitaquell für die freundliche Unterstützung.

## Lese- und Bestellservice

*Gesundheitsladen fit & gesund Wilhelmina Meynecke,* Mittelweg 19, 20148 Hamburg, Tel. und Fax (040) 410 65 19

## Hinweis

Das vorliegende Buch ist sorgfältig erarbeitet worden. Dennoch erfolgen alle Angaben ohne Gewähr. Weder Autoren noch Verlag können für eventuelle Nachteile oder Schäden, die aus den im Buch gemachten praktischen Hinweisen resultieren, eine Haftung übernehmen.

## Bildnachweis

AKG, Berlin: 4, 8, 15; Bilderberg, Hamburg: 10 (Milan Horacek), 33 (F. Bickle); Kerth Ulrich, München: 62; Pflanzenarchiv Lavendelfoto, Hamburg: 53, 74, 79; Südwest Verlag, München: 1, 49, 122 (Kargl/Schoenenburg), 24, 46, 92 (Matthias Tunger), 59, 115 (Michael Nagy), 89 (Joachim Heller), 104, 116 (Karl Newedel); Tony Stone, München: 29 (Chris Everard), 85 (Renee Lynn)

**Impressum**

Originalausgabe © MIIM Südwest Verlag, München. Der Südwest Verlag ist ein Unternehmen der Verlagsgruppe Random House GmbH, München.



Redaktion:
Dr. Bertram J. Ganzfelder
Projektleitung:
Dr. Alex Klubertanz
Redaktionsleitung und medizinische Fachberatung:
Dr. med. Christiane Lentz
Bildredaktion:
Sabine Kestler
Produktion:
Manfred Metzger
Layout:
Wolfgang Lehner

Für diese Ausgabe:
Redaktion:
Martina Rözel
Herstellung:
Tara Tobias Moritzen
Umschlaggestaltung:
Peter Udo Pinzer, Eppstein
Titelbild: © Modrow/laif
Reproduktion:
Jung Medienpartner, Limburg
Druck und Bindung:
EuroGrafica, Marano



Printed in Italy

ISBN 3-8336-0461-1
www.bellavista-verlag.de

**Rezepteregister**